KB253626

아 가 야

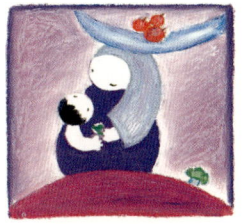

엄 마 편

아 가 야

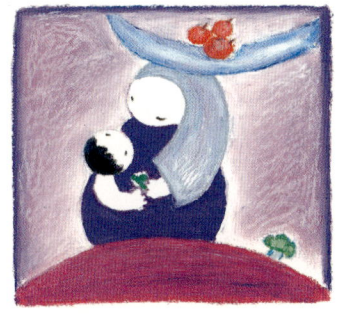

엄 마 편

글 아가야 ┃ 그림 이규환

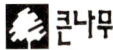
큰나무

세상의 아가야……

세상의 엄마야……

마음시를 쓰시던 어머니……

'참' 아가야가 되고픈 어른……

아가야 예수님……께

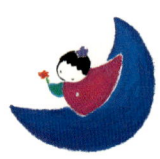

차 례

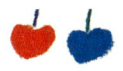

1. 아가야와 엄마야

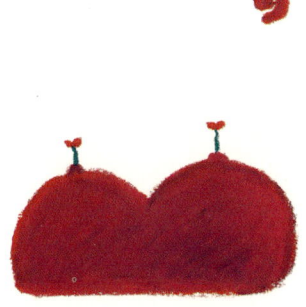

너는
눈에 넣어도 아프지 않을
나의 귀염둥이, 나의 사랑
아가야!

아가야!
너를 가만히 불러 본다.
'아가야' 라고…….
아가야!
나의 아가야!

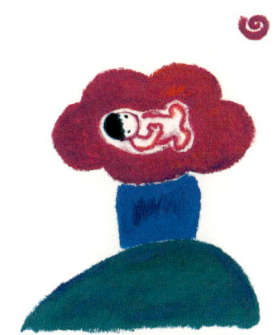

아가야!
너는 내 마음에 샘솟는

생명의 노래
사랑의 노래
기쁨의 노래
평화의 노래
신비의 노래
기도의 노래다.

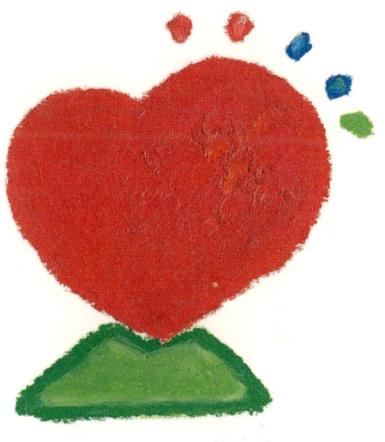

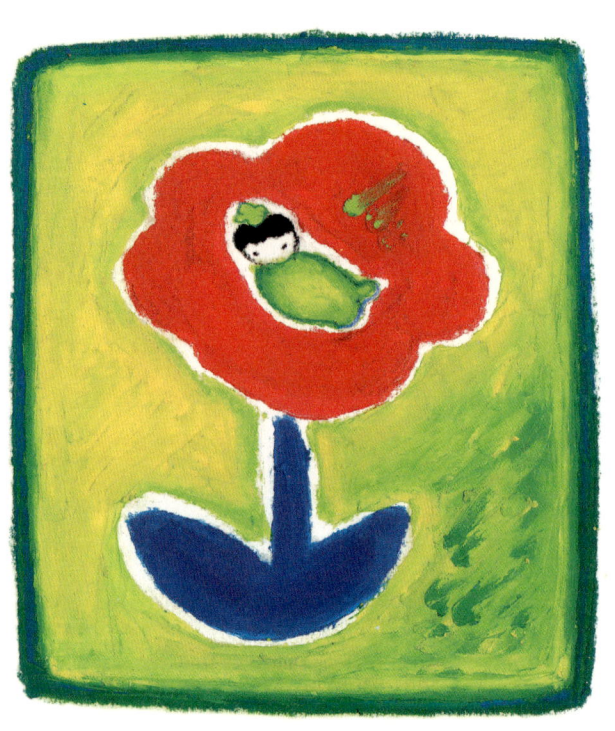

아가야
나의 꽃봉오리 작은 생명아!

아가야는
생명으로 피어나는 생명꽃이다.

아가야!
내 안에서 꼬물락꼬물락거리는
나의 아가야!

아가야 !
아가야를 알고
엄마는 천국을 알았다.

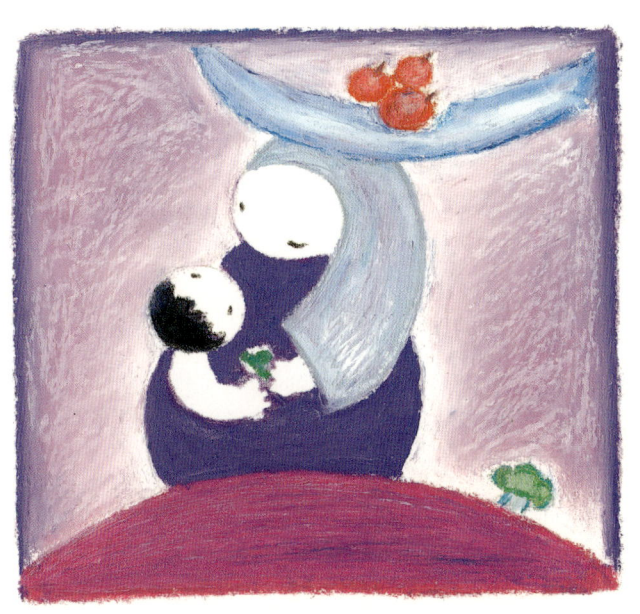

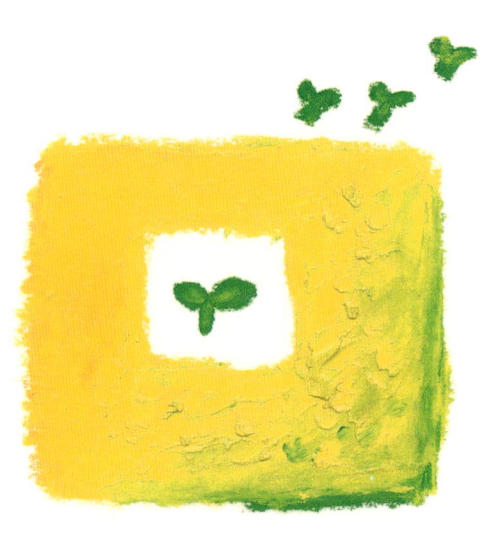

아가야!
엄마 아빠는
좋은 생각
좋은 행동
좋은 꿈을 꾸고
좋은 말을 하고
좋은 음악을 듣고
좋은 음식을 먹고
좋은 책을 읽는다.

아가야!
좋은 생각을 하게 하는 아가야는
'좋은 아가야' 다.
좋은 아가야!

엄마!

세상은 어떻게 생겼나요?

엄마 뱃속처럼 어둠만 있나요?

아가야!

따뜻한 해님이 아가야를 보고 방긋 웃지.

별님과 달님도 소곤소곤 이야기하지.

파란 하늘엔 하얀 구름도 있다.

엄마!

눈부셔서 어떡해요?

아가야!

걱정하지 말으렴.

아가야는 태어나서 눈을 꼬옥 감고 잠을 잔다.

엄마!

세상에는 무엇이 있나요?

아가야!
자연의 숨결이 숨어 있다.
나무는 연초록빛 이파리를 흔들고
빨간꽃 노란꽃이 피고
수염 긴 갈대 아저씨도 있다.
푸른 바다와 숲도 있다.
하얀 양도 있다.
사랑으로 살아가는 사람들이 있다.

엄마!
세상에는 어떤 소리가 있나요?
아가야!
'아가야' 부르는 따뜻한 엄마 소리
아름다운 음악 소리
출렁거리는 바다 소리
고운 새 소리
풀벌레 소리
기뻐 웃는 소리가 있다.

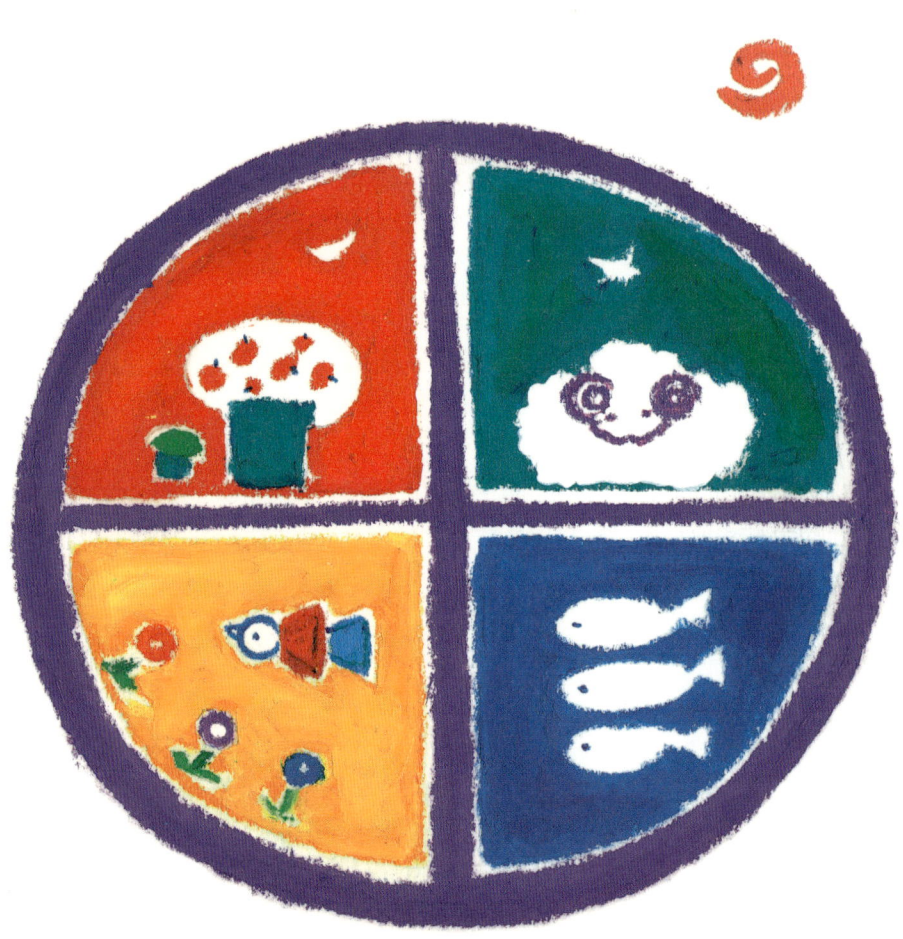

엄마!
세상에는 어떤 냄새가 있나요?
아가야!
향긋한 풀꽃 냄새
보리밭 냄새
맛있는 음식 냄새가 있다.

엄마!
세상에는 무슨 빛이 있나요?
아가야!
서로를 비추는 사랑빛이 있단다.

엄마!
세상은 아름다운 곳이군요.
아가야!
세상은 사랑이 넘치는 따뜻한 곳이란다.

엄마!
빨리 세상에 나가고 싶어요

아가야!
길을 걷다가
아가야 작은 목소리가 들린다.

엄마!
나 요기 있어요!
어느 날
'까꿍' 하고 나갈 거예요.

■ 요기는 아가야 말입니다.

아가야!

엄마는 아가야가 생긴 후

아가

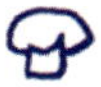

아가

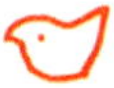

아가

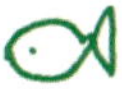

아가

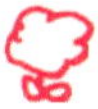

아가 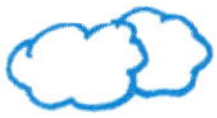   이 좋아졌다.

아가야!

너도 좋지?

아가야!
엄마는 가슴이 설레인다.
'아가야' 의 엄마가 된다는 기쁨에
신비롭구나.
아가야!

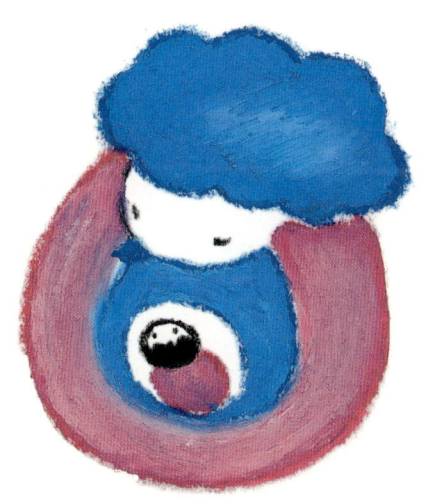

아가야!
아가야 얼굴은 어떤 모양일까?
아빠 닮아 조금 길다랄까?
엄마 닮아 동그라미일까?

…
…
…

아가야!
엄마 아빠는 하얀 종이 위에
아가야 얼굴을 그린다.

엄마가 아가야 얼굴을 그리면
아빠가
"아가야 코가 아닌 것 같아."
아빠가 아가야 얼굴 그리면
엄마가
"우리 아가야 눈이 아닌 것 같아요."

아가야!
아가야 얼굴은
아가야만이 그릴 수 있겠지?
엄마 아빠는 아가야 눈 코 입은 못 그리고
아가야 귀만 크게 그렸다.
아가야!
사람들 말을 열심히 듣는 아가야가 되렴.

 엄마!
아가야도 엄마 아빠 얼굴이 보고 싶어요.

엄마!
아가야가 있는 곳은 어둠이에요.

이 곳에는 따뜻한 물이 차 있어요.
엄마 사랑의 물이에요.
오늘은 아가야 손을 쏙 내밀고
내일은 아가야 예쁜 발을 내밀어요.

아가야는 웅크리고 앉아서
길다란 끈을 타고 내려오는
맛있는 음식을 냠냠 먹어요.

아가야는 엄마 아빠 소리를 가만히 들어요.
"아가야가 잘 크나?"
아빠 말에 아가야가 대답해요.
"네, 아가야는 엄마 아빠 사랑으로 무럭무럭 크고 있어요."

아가야는 심심하면 어둠의 벽을
손으로 톡톡 두드려요.
꼬물꼬물거려요.
아가야가 신이 나면 발길질을 해요.

엄마는 아가야에게
마음으로 말해요.
아가야, 사랑해!

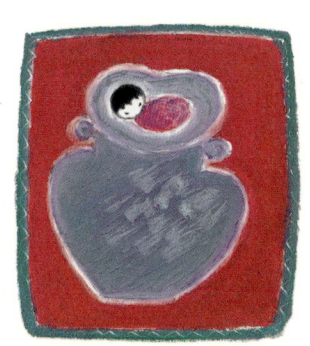

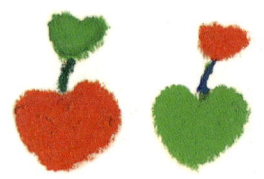

아가야!
엄마 심장 뛰는 소리가 들리지?
아가야 심장 뛰는 소리가 들린다.
콩알만하게 콩 — 콩 — 콩

아가야!
오늘밤
아빠가
아가야에게
사랑의 입맞춤
축복의 입맞춤을 했다.
잘 자거라! 아가야!

아가야가 물었다.
"나는 어떻게 태어났나요?"

엄마와 아빠는 모르는 사람이었다.
아빠 눈빛으로 아빠 마음을 알았다.
아빠가 좋은 사람임을.
…… 그래서요! ……

엄마와 아빠는 그리워했어.
…… 그래서요! ……

엄마와 아빠는 손을 꼬옥 잡았다.
아빠 손은 크고 따뜻했어.
엄마와 아빠는 뽀뽀를 했다.
나무 사이로 초승달이 모올래 우리 사랑을 훔쳐 보았다.
…… 그래서요! ……

엄마 아빠는 서로에게
세상에서 가장 소중한 존재가 되었다.

엄마 아빠는 사랑을 했단다.
······ 그래서요! ······

엄마와 아빠의 사랑 씨앗이
엄마 몸속에서 자랐다.
······ 그래서요! ······

아가야!
그 사랑 씨앗이
아가야다.

엄마!
나는 사랑 씨앗으로 자라나고 있어요!

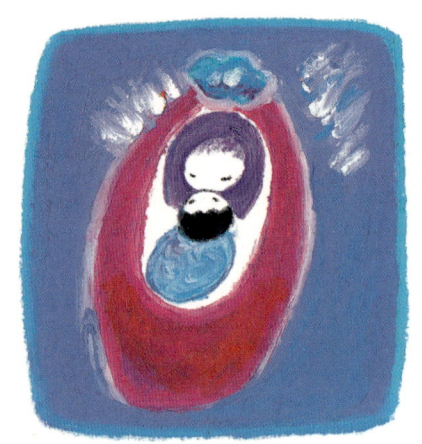

아가야!

아가야를 생각하면 나의 마음은 기쁘다.

아가야를 향한 사랑으로 가슴이 설레인다.

아가야!
아가야와 엄마는 길다란 끈으로 이어졌다.
사랑의 끈으로
생명의 끈으로
마음의 끈으로
살아 있는 동안 끊어지지 않는 끈으로
죽음 너머까지 이어지는 끈으로

아가야와 엄마는 사랑의 탯줄로 이어졌다.

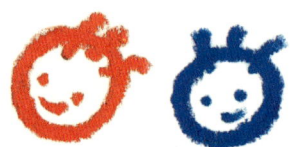

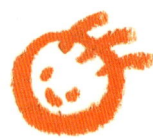

아가야!
신생아실에서 아가야를 보았다.
동그라미 아가야
네모 아가야
세모 아가야
머리가 새까맣게 난 아가야

아가야는 다르다.
아가야는 비슷하다.
아가야는 참 신기하다.

배냇짓을 하느라 잠자면서 웃는다.

엄마는 궁금해서 아빠에게 물었다.
"아가들은 무슨 생각을 할까요?"
"글쎄……."
아빠도 대답하지 못한다.
아가야에게 묻는다.
"아가야! 무슨 생각을 하니?"

아가야!
아빠도 모르는 비밀이야.
쉿― 살짝 아가야 귀를 빌려 주렴.

엄마가 아빠와 결혼하기 전에
아빠를 사랑하면서
태어나지 않은 아가야를 위해
밤마다 은빛 촛불을 켜고 기도했다.
모올래 숨어서……

'아가야는
하느님께 드리는 향기입니다.'

아가야!
아가야는 기도의 싹이다.
아가야의 향기로 향기나는 세상을 만들어라.

엄마!
나는 엄마 기도를 냠냠 먹고 자라요.
모올래 많이 기도해 주세요!

아가야!
세상의 빛으로 살다 간 사람 곁에는
숨어서 기도하는 엄마 아빠가 있었다.

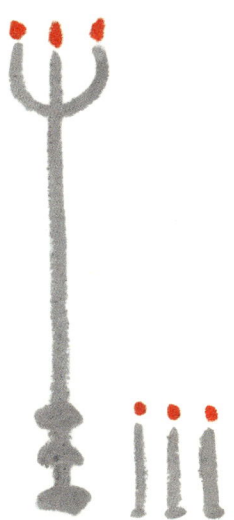

아가야!
요렇게
작은 아가야가 이렇게
큰 기쁨의 되다니!

아가야!
기쁨의 아가야!

아가야!
동그마니
너를 가슴에 품었다.
동그란 평화가 숨쉰다.

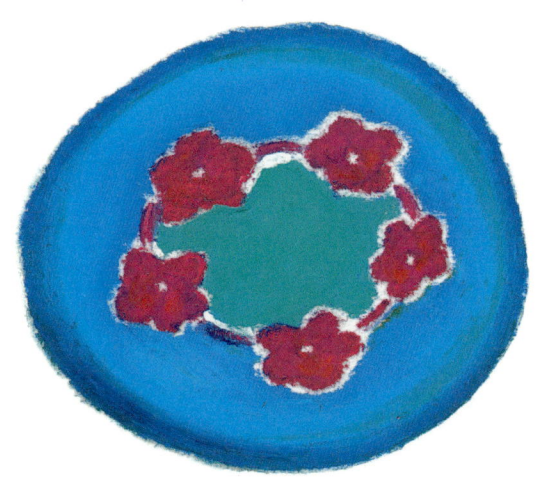

아가야!
엄마는 바쁘구나.

엄마!
엄마가 바쁜 것은
아가들이 시간을 모올래 훔쳤기 때문이에요.

아가 나라에는
어른들 시간을 훔쳐 쌓은 시간의 탑이 있어요.
사랑의 시간, 기쁨의 시간, 감사의 시간,
아픔의 시간들이 모여 있어요.
아가들은
하이얀 줄에 시간을 엮어 구슬놀이를 해요.

엄마!
아가들은
시간의 성을 쌓아요.
시간을 실처럼 길게 늘어뜨려요.
아가들이 시간을 가지고 놀다 심심해지면
시간 베개를 베고 잠을 자요.
아가들이 잠을 많이 자는 이유예요.

엄마!
아가와 놀 때 시간은 멈추고,
엄마는 잃어버린 시간을 찾을 수 있어요.

엄마!
아가는 어제도 내일도 몰라요.
아가들의 시간은 '오늘' 뿐이에요.

아가야!
아가야는 '사랑 덩어리' 다.
너에게
"사랑해! 사랑해!"라고 말해도
넘치는 사랑을 표현할 수 없어
너를 꼬옥 안는다.

아가야!
生이 따습게 느껴진다.
生이 행복하게 느껴진다.

아가야!
아가야가 사랑스럽구나.
사랑스러운 아가야!

엄마!
아가야는 엄마 살내음에서
사랑의 향내음을 맡아요.

엄마!
보드라운 아가야를 팔에 안고
웃는 엄마의 눈웃음에서
사랑의 빛깔을 보아요.

엄마!
"아가야!" 부르는
엄마 목소리에서
사랑의 소리를 들어요.

엄마!

아가야가 울어요.

배가 고파요. 앙— 앙

엄마는 부엌일을 하다가 토끼귀가 되어 달려와요.

"아가야가 배고프네!"

아가야는 보드라운 연분홍빛 젖꼭지를 빨아요.

배가 부르면 손가락으로 꼭지 장난을 놀아요.

아가야가 울어요.

응가 했어요. 앙— 앙

엄마는 코로 킁킁 냄새 맡고

"아가야가 응가했네!"

기저귀를 갈아 주어요.

아가야가 울어요.
졸려요. 앙— 앙
"아가야가 졸립구나!"
엄마는 보드라운 팔에 아가야를 안고
"자장자장 우리 아가."
아가야를 재우지요.

엄마!
아가야는 말이 필요 없어요.
아무도 알아듣지 못하도록
엄마와 둘이서 비밀로 이야기해요.
엄마만이 아가야 말을 사랑으로 들을 수 있어요.

엄마의 연분홍빛 젖가슴에
진달래꽃이 피었어요.

아가야는
조그만 손으로 엄마 진달래 젖꽃을
꼬물꼬물 만지고
배가 고프면 꽃향기를 먹어요.

아가야 입가에
연분홍빛 진달래꽃이
망울망울 맺혔어요.

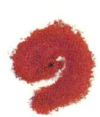
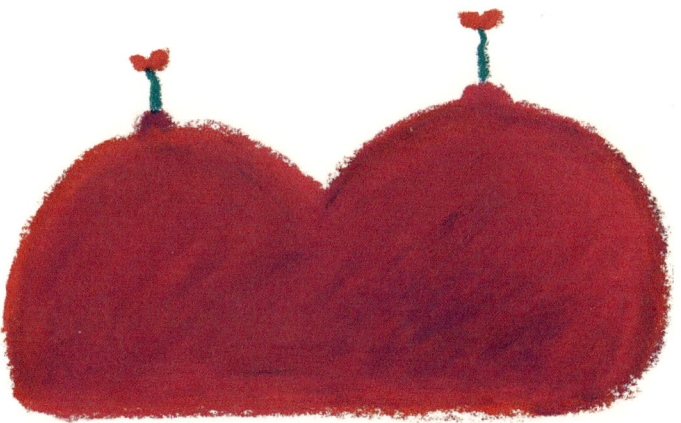

아가야!
너는 누구니?
엄마의 모든 것이 되는
너는 누구니?

엄마!
아가야는
엄마의 아가야예요.

아가야!
아가야가 처음 하는 말―엄마
가장 많이 부르는 말―엄마
원초적이고 본능적인 말―엄마
사랑스러운 말―엄마

아가야!
잊을 수 없는 말 한마디
어―엄―마
아가야의 첫 '엄마야'

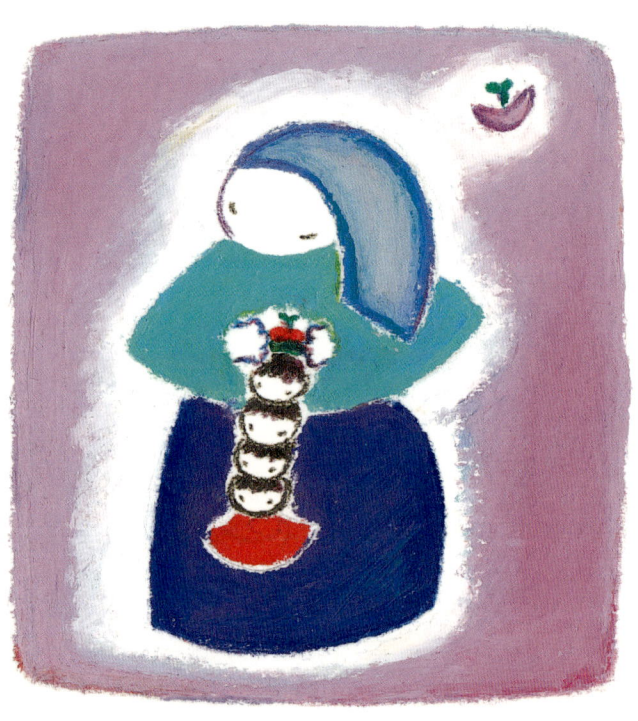

아가야!
외할머니를 생각하며
엄마가 지은 시란다.
아가야에게 들려줄게.

어머니, 당신 주머니 속에는

어머니!
당신 주머니 속에 예쁜 아가 넷이 있습니다.
한 아가는 사랑의 구슬을
한 아가는 기쁨의 구슬을
한 아가는 소망의 구슬을
다른 아가는 평온의 구슬로 구슬놀이를 합니다.

어머니!
당신은 아가들의 구슬을 꿰고
또르륵 굴려 生을 엮어 주셨습니다.
다 주시고 남은 빈껍데기 주머니 속에서
넉넉한 미소를 지으십니다.
당신은⋯⋯

아가야!

사랑해.
사랑해.
사랑해.

…
…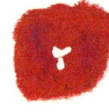
…

사랑 점을 찍는다.
영원에서 영원까지

…
…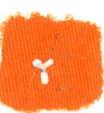
…

아가야!
사랑해.

…

…

…

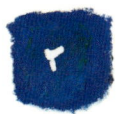

엄마!
사랑해요.
하늘만큼 땅만큼.

2. 아가야와 엄마 아빠의 행복

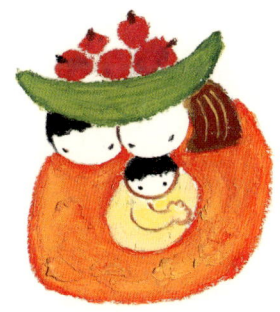

아가야!
너를 품고
아빠가 바보처럼 웃는다.
주위 사람들로부터
바보 소리를 들었다.
그래도
아빠는 행복 웃음을 짓는다.

행복한 바보 아빠

아가야!
엄마 아빠 아가야
행복한 바보가 되자.

아가야!
엄마 아빠가 살아가면서
인생의 주제는 '사랑'이다.
아가야를 사랑으로 보듬고
아가야와 사랑을 나누려 한다.

아가야!
엄마 아빠는
아가야를
사랑하고 사랑받는 아가야로 키우려 한다.
스스로를 사랑하고
사람을 사랑하고
하늘과 나무를 사랑하고
책을 사랑하는 아가야로……

아가야!
사랑하고 사랑받는 아가야가 되렴!

아가야!
아가야는 우리의 작품이다.

엄마 아빠의 사랑으로
만든 작품이다.

이 세상
하나뿐인 가장 소중한
사랑의 작품이다.

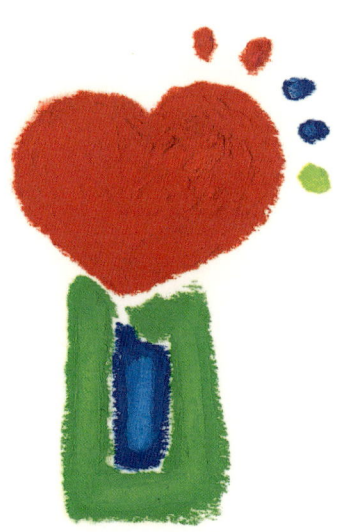

아가야!
너는 어디서 왔니?

엄마!
아가들이 모여 사는 아가 별나라에서 왔어요.
아가들은 노오란 달님을 타고
자신의 엄마와 아빠를 찾아요.

엄마의 따뜻한 마음이 보이고
아빠의 해맑은 웃음소리가 별나라까지 들렸어요.
그래서
엄마 아빠의 아가야가
되고 싶다고 했어요.

아가야!
고맙다.

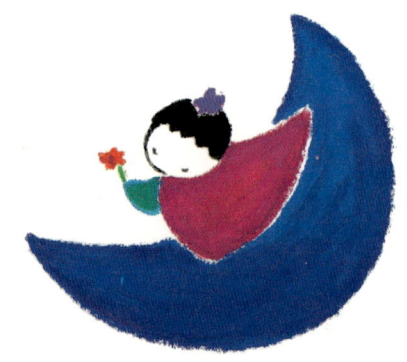

아가야!
너는 나의 생명
나는 새 생명으로 거듭 태어났다.

아가 생명 — 새 생명
엄마 생명 — 새 생명
아빠 생명 — 새 생명

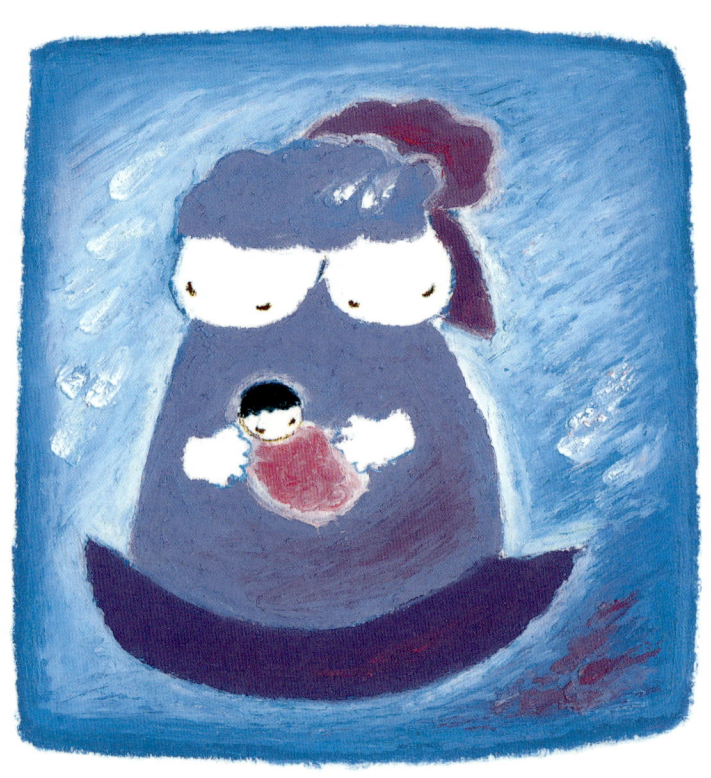

아가야!

엄마와 아빠는 다르다.

엄마 얼굴이 동그라미라면

아빠는 길다랗고

엄마가 작은 입으로 쫑알거리면

아빠는 큰 귀로 말없이 들어준다.

엄마는 바다와 강을 좋아하고

아빠는 산을 좋아한다.

엄마가 따뜻한 감성이라면

아빠는 이성이다.

엄마가 짧은 시를 짓고 그림을 그리면

아빠는 긴 글을 쓰고 많은 공부를 한다.

엄마는 꿈속에서 살고

아빠는 현실을 감싸며 산다.

엄마 아빠는

서로서로 토닥여 주며 사랑으로 산다.

아가야!

너는 이런 엄마 아빠가 보이니?

아가야!
아빠가 엄마를 사랑하면서
만들어 준 꽃반지가 있다.
초록 풀밭에서 하이얀 토끼풀로 엮은 꽃반지

그때는
요렇게 예쁜 아가야가 없었다.

아가야!
엄마는 아빠의 귀여운 갈비뼈다.

神이 여자를 무엇으로 만들까?
고민했다.
남자 머리로? 발로?

아가야!
神이 여자를 갈비뼈로 만든 것은
아빠와 친구처럼
나란히 生을 엮어 가라는
뜻이 있다는구나.

아가야!
아빠의 갈비뼈인 엄마가 여기 있다.

아가야!

아가야가 생긴 후

엄마 아빠는 새록새록 더욱 사랑하게 되었다.

아가야를 알고

서로에게 새로운 사랑을 알았다.

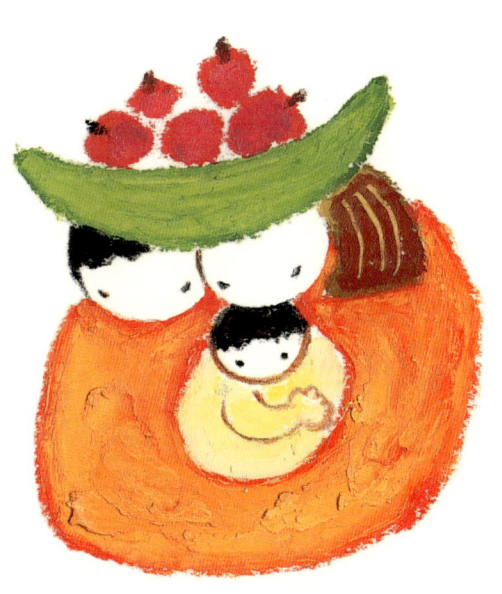

항아리에
포도빛 사랑을 담았다.
한 알 한 알
시간 방울에
여물고 여물어
빚어지는
포도주

너!
나!
아닌
'우리' 였다.

엄마 발
아빠 발
아가 발

내 발
네 발
꼭지 발……

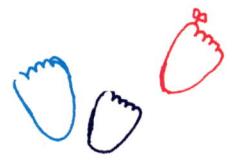

아가야!
선인장 두 개가 마주 보며 있다.
하나는 길고 곧게 하늘 바라보고
다른 하나는 삐뚤삐뚤 춤추는 선인장이다.

아가야!
길다란 선인장은 아빠 선인장
삐뚤삐뚤 선인장은 엄마 선인장이다.
두 선인장이 사랑하며 산다.

엄마!
아가야 선인장은요?

아가야!
너를 위해
조그맣고 빨간꽃이 달린
아가야 선인장을 준비했다.

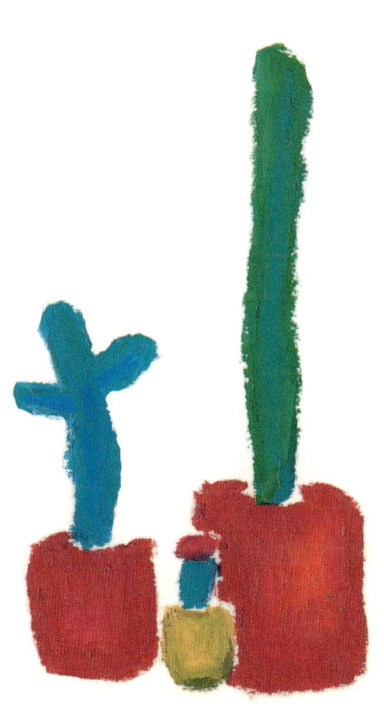

아가야!
아빠가 산에서
예쁜 빨간 단풍잎을 가지고 왔다.
"똑같지? 아가야 손이랑"
아가야 손은 단풍잎이 되었다.

귀엽구나!
아가야 손!
단풍잎 손!

아가야!
할아버지 집 뒷산에
'아가야' 나무를 심었다.
아빠가 삽으로 땅을 파고
엄마가 흙을 토닥토닥 덮었다.
아가야가 자라면
아가 소나무를 '내 나무' 라 부르겠지?

아가야!
아가 소나무와 같이
푸르게 푸르게 자라라!

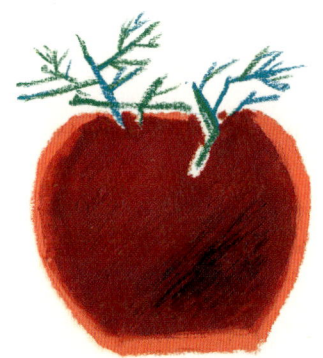

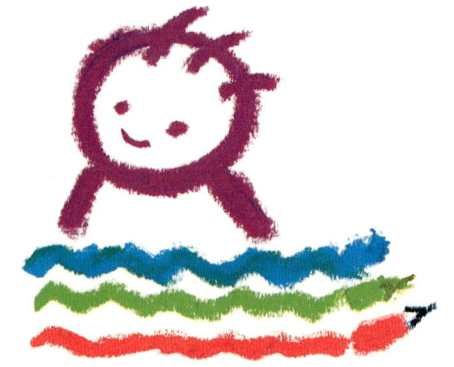

아가야!
아가야는
엄마 아빠 마음의 색연필을 깎아
그린 '사랑 그림'이다.

엄마 아빠는
빨간색으로 사랑을
초록색으로 기쁨을
보라색으로 꿈을
아가야 마음에
'사랑 그림'을 그린다.

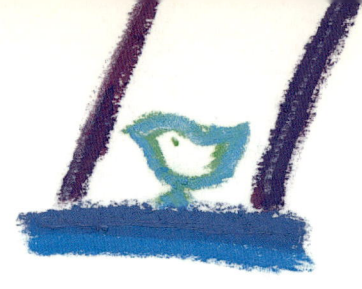

엄마!
놀이터에서 엄마랑 아빠랑
그네를 타요.

그네를 타면 아가야는 하늘 높이 날 수 있어요.
하이얀 새처럼

엄마!
아가야 옆에 빈자리를 남겨 두어요.
하이얀 새가 날갯짓을 쉬고 싶을 때
날개를 접을 수 있게
빈자리를 남겨 두어요.

아가야!
자주색 털실로 아빠 옷을
보라색 털실로 엄마 옷을
자주 + 보라색 털실로 아가야 옷을
털실 한 올 한 올에
사랑을 담는다.

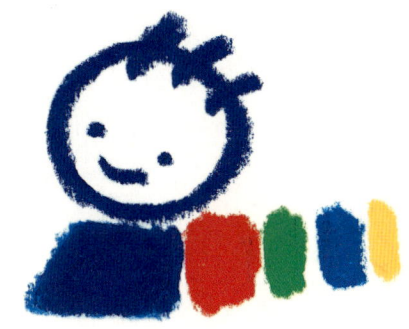

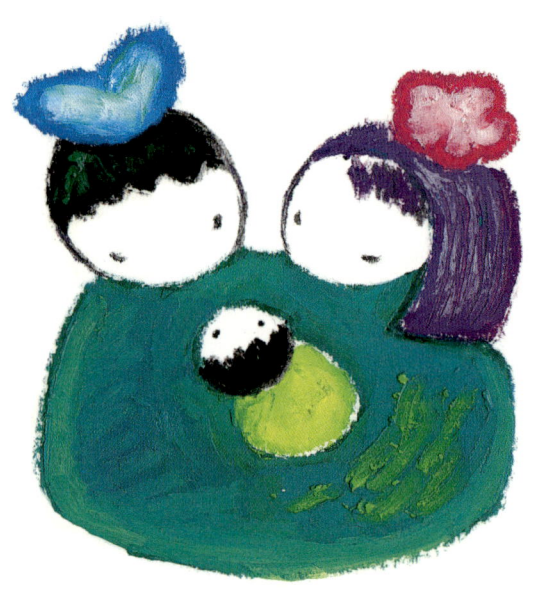

아가야!
아빠가 그림책을 사 왔다.
엄마는 꼬마들처럼
그림책을 읽고 또 읽는다.
아가야와 함께…….

어른들은 엄마가 이상하다고 한다.
"어른이 그림책을 읽어요?"
엄마는 어른들이 이상하다.
그림책을 읽지 않는 어른들이…….

엄마!
아가야와 함께 그림책을 읽어요.

아가야!
엄마는 사과를 좋아한다.
아가야도 사과를 좋아하겠지?
엄마처럼.
엄마는 한 번에 사과를 다섯 개나 먹는다.
아빠가 사과를 박스로 사다 주었다.

아가야!
사과빛 生이 있다.
새콤달콤한 사과빛 生이…….

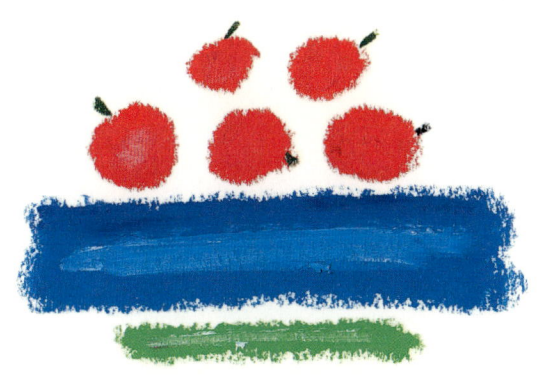

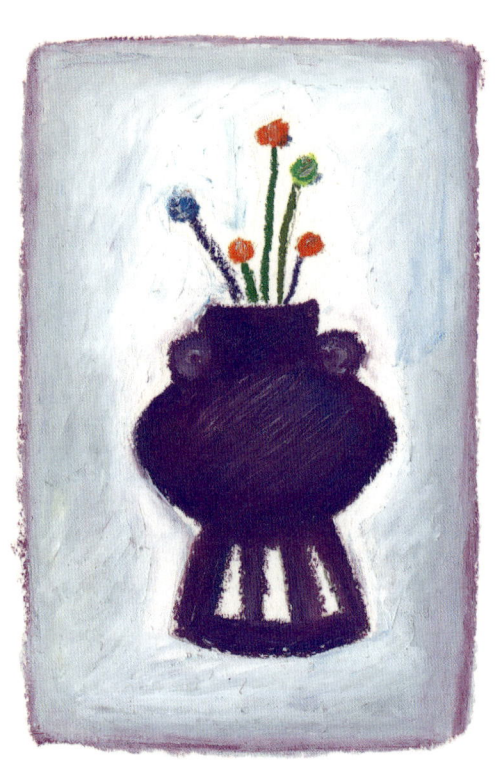

아가야!
엄마가 좋아하는 귀달린 신라토기가 있다.
엄마 아빠는
밤마다
색종이를 오려
그날의 기쁨과 감사를 적어서
토기에 넣는다.

아가야!
기쁨은 큰 모양이 아니다.
작은 기쁨이 모여 큰 기쁨이 된다.
기쁨은 주울수록
반짝이는 보물이 된다.

아가야 곁에 가족이 모여 있다.
할아버지가 함박웃음을 흘리며
"허 — 허 …… 내 새끼 …… 까 — 꿍!"

할머니가 보드라운 아가야 얼굴을 만지며
"예쁜 똥 강아지 …… 까 — 꿍!"

아빠는 아가야 눈을 맞추며
"아가야! 까 — 꿍!"

엄마는 아가야에게 뽀뽀를 하며
"내 사랑스런 아가야! 까 — 꿍!"

삼촌과 이모는 아가야 손을 잡으며
"귀여운 아가야! 까― 꿍!"

꼬마 조카들은 아가야 발가락을 흔들며
"아가야! 아가야! 까― 꿍!"

…

…

…

까아― 꿍! 까― 꿍 …… 까꿍!
아가야 곁에 행복한 까꿍꽃이 피었다.

3. 아가야와 사과나무

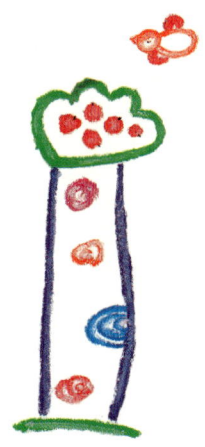

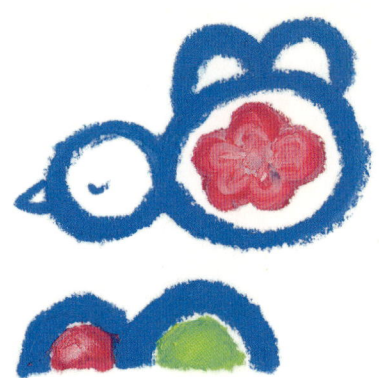

파란 하늘에
파랑새 한 마리

"우리 아가야는
예쁜 아가야예요."

파랑새는
파란 날개 아래
파란 꿈 하나 떨구고 간다.

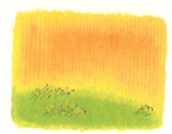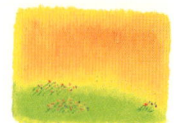

아가야!
연두빛 새봄에
산꽃 들꽃 취해 있다.

겨우내 낙엽 쌓인 땅에
고개를 쏙 내미는 생명
생명!
생명!
살아 숨쉬는 생명이다.

"아이 눈부셔!"
여리디 여린 새싹 목소리가 들린다.
제비꽃, 민들레꽃, 할미꽃……
무덤 옆에는 이름 모를 보랏빛 꽃
마치 병정 같아서
"너는 보라 병정이야."
이름을 붙여 주었다.

"나는요?"
작은 소리가 들린다.
노오란 꽃들……
아가야처럼 작은
"너는 노오란 아가야."
흰눈처럼 흩어진 꽃들은 '흰 눈송이꽃'
'눈꼽처럼 눈꼽꽃'
엄마가 꽃들에게 하나하나 이름 붙여 주면
꽃은 기쁨으로 빛난다.

아가야!
이름 없는 산꽃 들꽃은
자기 자리를 지키며
무리 지어 핀다.

아가야!
산꽃 들꽃처럼 살자.

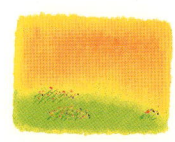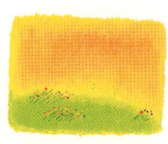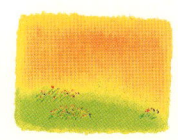

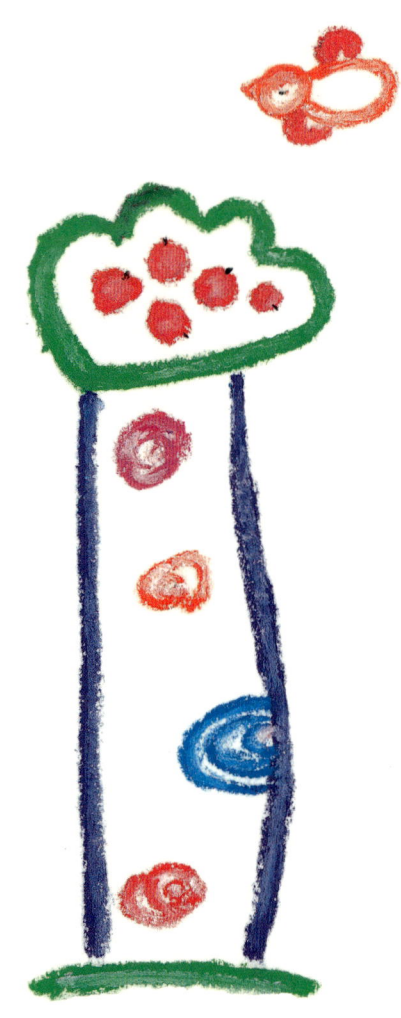

아가야!
아가야는 한 송이의 꽃
아가야는 한 마리의 새
아가야는 한 그루의 나무
아가야는 한 조각의 하늘
아가야는 한 움큼의 빛

…

…

…

아가야는 한 아름의 사랑이다!

아가야!
연보랏빛 제비꽃이
수줍은 미소로 속삭인다.

"삼백예순 날
착하게 살고 싶어요!"

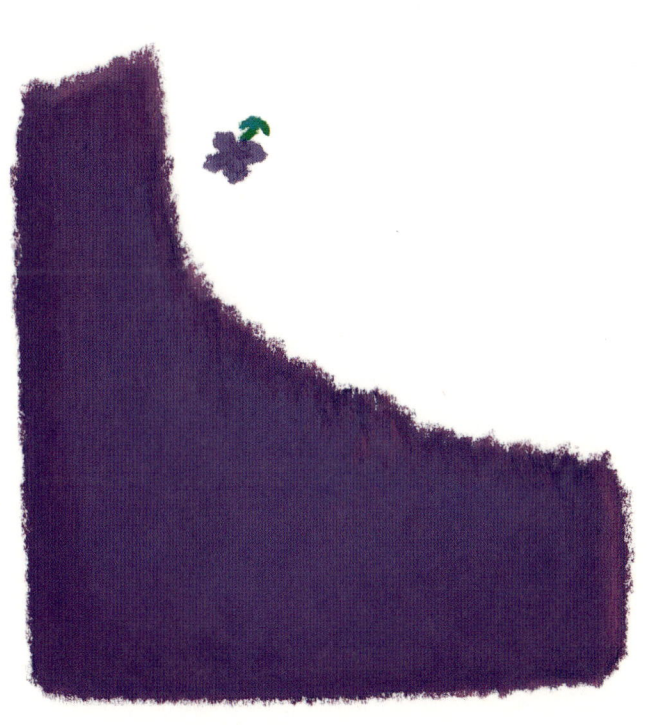

아가야!

낮은 낮에게

밤은 밤에게 노래한다.

 는 새에게

 은 꽃에게

 는 나무에게 노래한다.

 은 사랑에게

 은 사람에게 노래한다.

찌르르— 찌—
찌르르— 찌—
하늘새들이 노래해요.

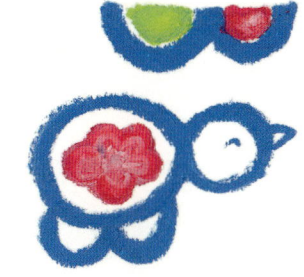

아가야는
새 소리를 그리고 싶어요.
아가야는
새 소리를 그릴 수 없어
하늘새를 향해 귀여운 손짓을 하지요.

찌르르— 찌—
포오롱— 퐁—
포오롱— 퐁— 퐁
하늘새는 아가야 위를 맴돌며 노래해요.

하늘새 떠난 자리에
마알간 하늘 구름이 피었어요.

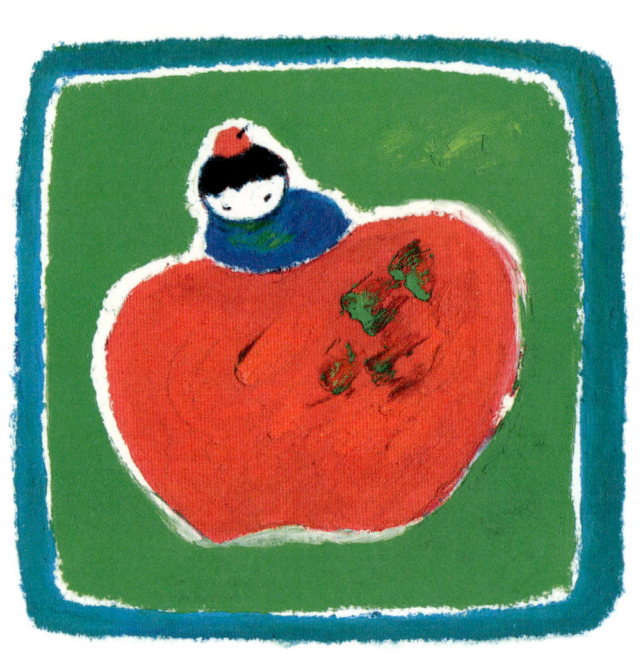

엄마!
나는 예쁜 사과나무가 될래요.
내가 사과나무가 되면
낮에 파아란 하늘을 꿈꾸며
밤이면 산새가 아가야 품 안에 포근히 잠들어요.

엄마!
나는 사과꽃 눈꽃축제를 열 거예요.
엄마는 노란 나비 하얀 나비와
춤추는 아가야를 찾을 수 있어요.

엄마!
여름 태양빛 아래
아가야 키가 쑥쑥 커요.

엄마!
가을이 되었어요.
엄마가 아가야를 찾으면
아가야는 사과 열매 속으로 꼭꼭 숨어요.

엄마!
아가야는 예쁜 사과나무가 되었어요.

아가야!
예쁜 사과나무가 되렴.
엄마는 사과나무가 잘 자라도록
초록 풀밭이 될게.

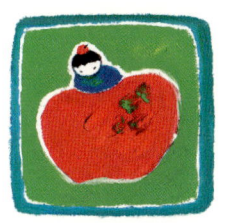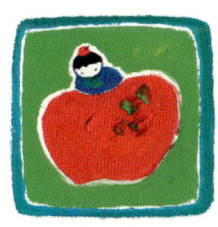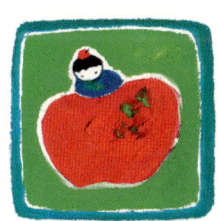

아가야!
높은 나무 끝

까치집에
참새 두 마리 앉는다.

까치집에 참새
서로의 평화!

엄마!
튤립꽃은 왜 겨울에만 피나요?

아가야!
튤립꽃은
'기다림'을 가르쳐 주기 위해
겨울에만 핀다.

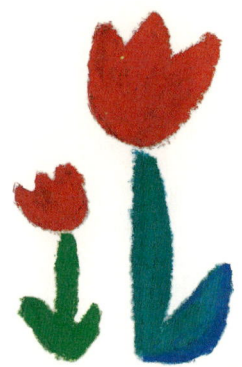

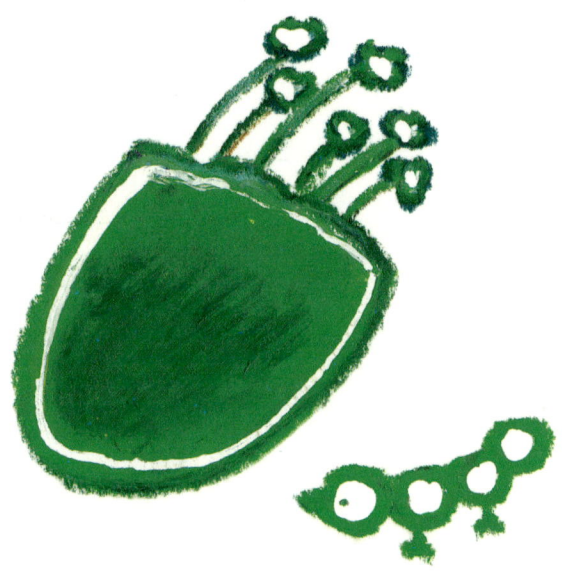

엄마!
아가 애벌레는 무얼해요?

아가야!
아가 애벌레는
노오란 나비가 되어
파아란 하늘을 나는 꿈을 꾼다.

아가야!
밤하늘 별을 따고픈 꼬마시절이 있었다.
꿈에 별을 따서 놀았다.

아가야!
파아란 하늘이 너무 파래서
울던 소녀시절이 있었다.
하늘 냄새를 맡았다.

아가야!
엄마는
노오란 둥근달을 보았다.
달에서
떡방아 찧고 있는 아가 토끼에게
소원을 빌었다.

아가야!
하늘 별 달을 보며 살아가자.

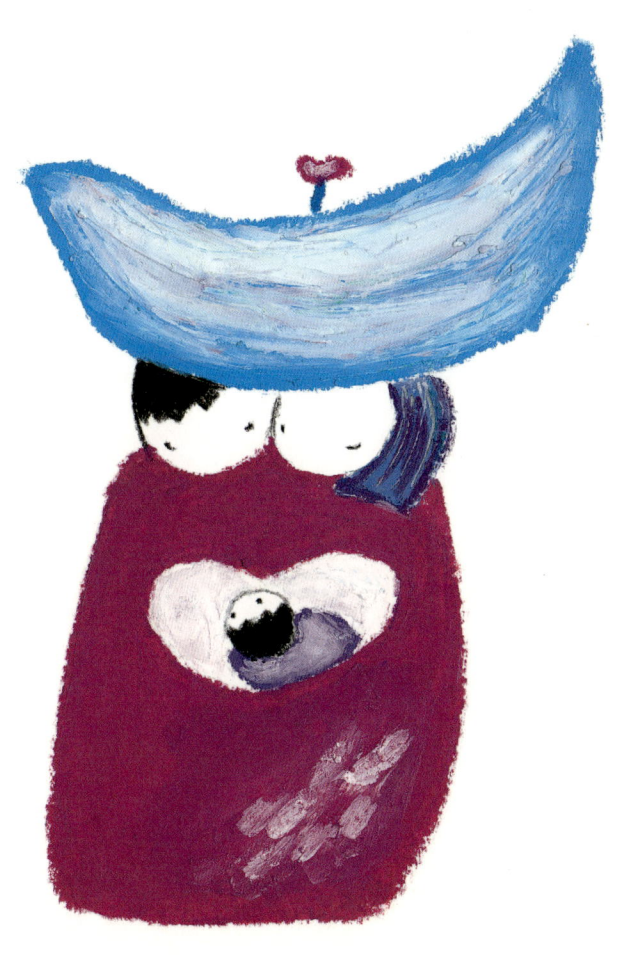

아가야!
솔잎 향내 나는 산길을 걷는다.
바람이 살랑살랑 춤추고
마른 솔잎들이 떨어진다.

엄마!
솔잎을 주워 가요!

솔잎을 옹기에 띄웠다.
물빛을 먹은 솔잎이 초록고개를 바짝든다.

솔잎 옹기에 구슬 몇 개 띄웠다.
솔내음 향기가 집안 가득 찼다.

아가야!
꽃집에서 여리고 여린 화초를 보았다.

"아가별이에요.
꽃이 별처럼 피어요."
아가별은 아가야처럼 조금조금 물을 먹고
몇 날 며칠 잠을 잔다.

어느날
작은 꽃순 하나 나왔다.
하늘하늘 바람에 흔들리며
꽃이 피어나는 것을 지켜보는
엄마 마음은 가슴이 저민 듯 아리아리했다.

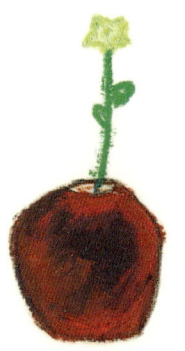

아가 손톱만큼
아가별꽃이 피던 날
엄마 눈에 이슬이 맺혔다.
"아가별꽃아! 고맙다!"

아가야!
새벽빛 머금은
물빛 바다에
하이얀 물새 한 마리

"참, 좋다!"
"참, 좋다!"

아가야!
보드라운 햇살이
맑은 물빛을 비친다.

아가야!
세상은
이토록
아름답다.

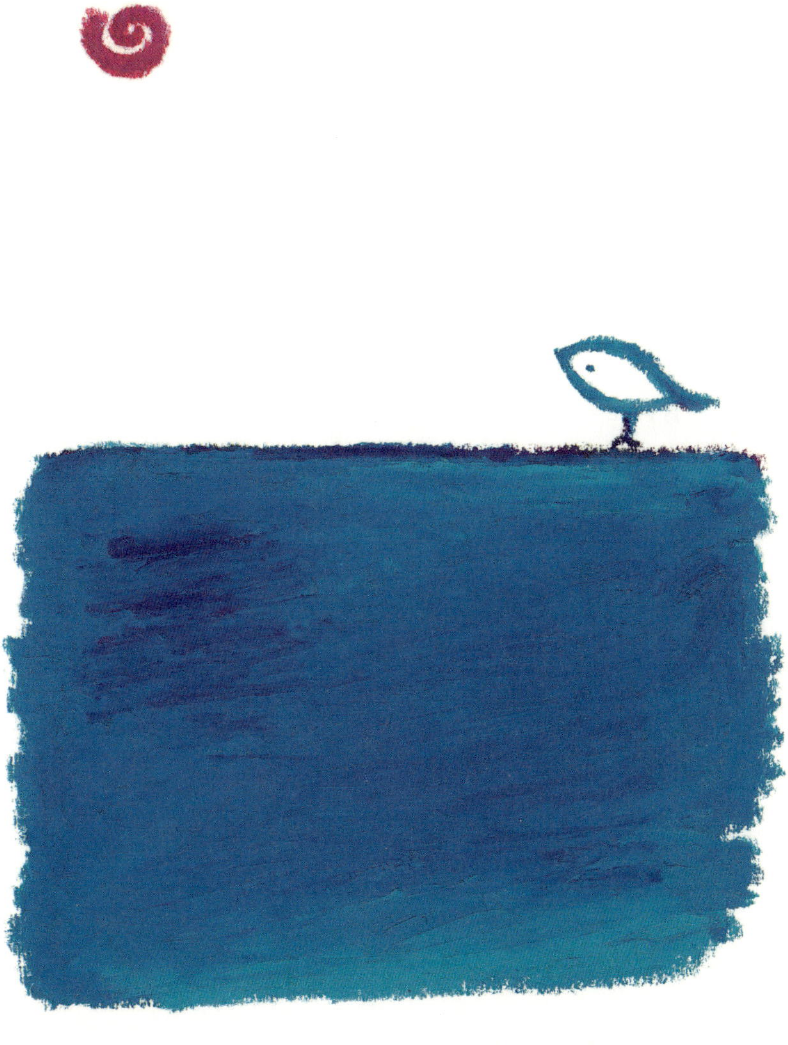

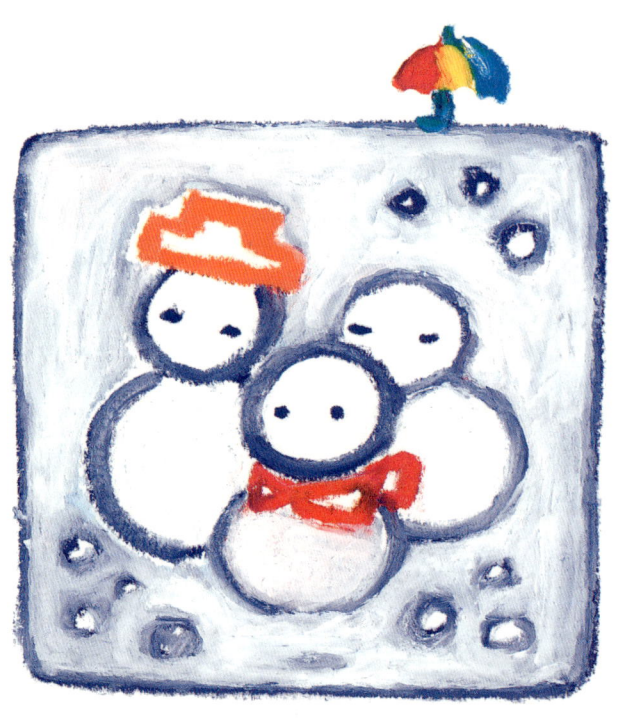

아가야!
하얀 눈이 내렸다.
하얀 소나무
하얀 땅
하얀 하늘
하얀 눈사람을 만들었다.

아가야!
아가야 눈사람, 엄마 눈사람, 아빠 눈사람.
아빠가 아가야 눈사람이 추울까 봐
목도리를 해 주었다.

아가야!
하얀 마음을 아가야에게 보낸다.

아가야!
엄마가 물고기를 그리면
사람들은 물고기가 아니라고 한다.
그래도 엄마는
모올래 혼자 색색 물고기와 이야기하며 논다.

"빨간 물고기야! 빨간 물고기야!
너는 무엇이 될래?"
"나는 사람들에게 사랑을 주는 사랑 물고기가 될래요."

"파란 물고기야! 파란 물고기야!
너는 무엇을 할래?"
"나는 춤을 출래요! 기쁨의 춤을……."

아가야!
엄마는 사람들이 내 물고기를 물고기가
아니라고 해서 좋다.

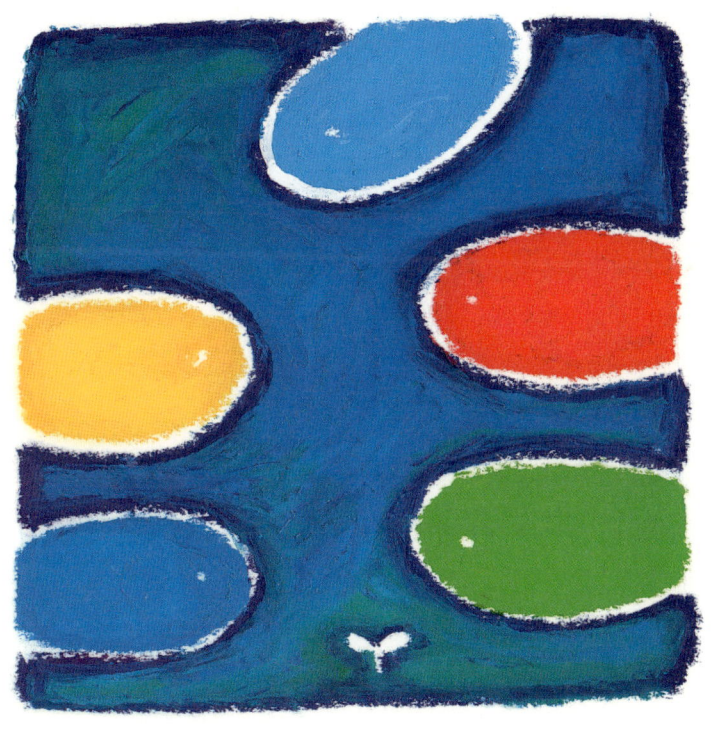

엄마가 좋아하는 시를 들려줄게.

양

작은 양아 누가 너를 만들었니?
누가 너를 만들었는지 너는 아니?
너에게 생명을 주고
시냇가에서 들에서 너를 먹이고
반짝이는 가장 보드라운
옷을 입히고
모든 골짜기를 기쁘게 하는
그리도 연하고 고운 목소리를
너에게 준 분이
누구인지 너는 아니?

작은 양아!

누가 너를 만들었니?

누가 너를 만들었는지 너는 아니?

작은 양아

내가 알려 주마.

작은 양아

내가 알려 주마.

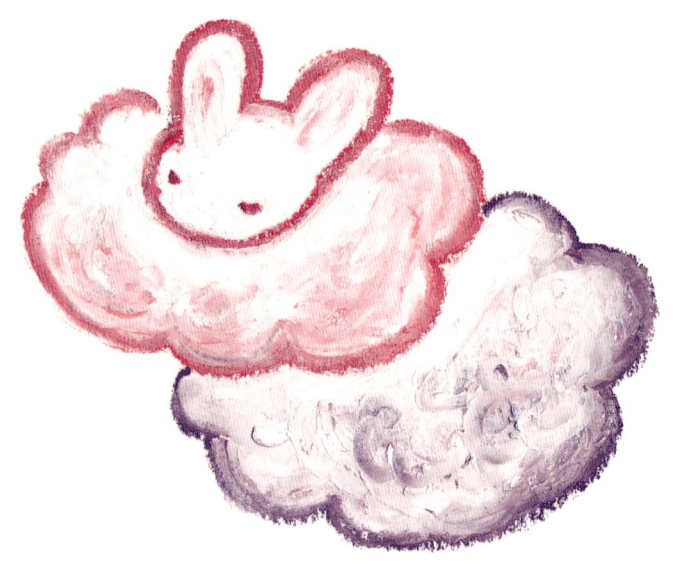

아가야!

하늘하늘 하늘 꼭지에 구름 하나 걸렸다.

아가야는 토끼 구름이 되렴.

엄마야는 양떼 구름이 될게.

4. 아가 나라와 아가야 노래

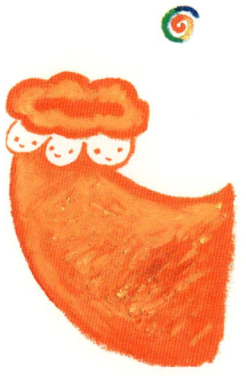

엄마!
아가야들이 모여 사는 아가 나라가 있어요.
순수의 샘물이 샘솟고
기쁨의 노래가 흐르는 곳
아가야 마음을 지닌 사람만이 볼 수 있는 곳

엄마!
아가야와 아가 나라를 여행해요.
아가야처럼 마음을 열면 아가 나라에 갈 수 있어요.

아가야!
엄마가 이렇게 큰데…….
엄마는 마음을 보여 주기에 너무 컸다.

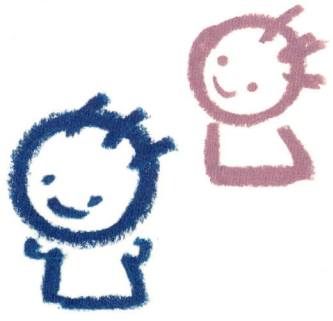

엄마!
눈을 감고 마음을 모아요.

아가야!
이만큼 작아졌다.

엄마!
조금만 더…… 조금만 더……
콩알만큼 작은 마음만이 아가 나라에 갈 수 있어요.

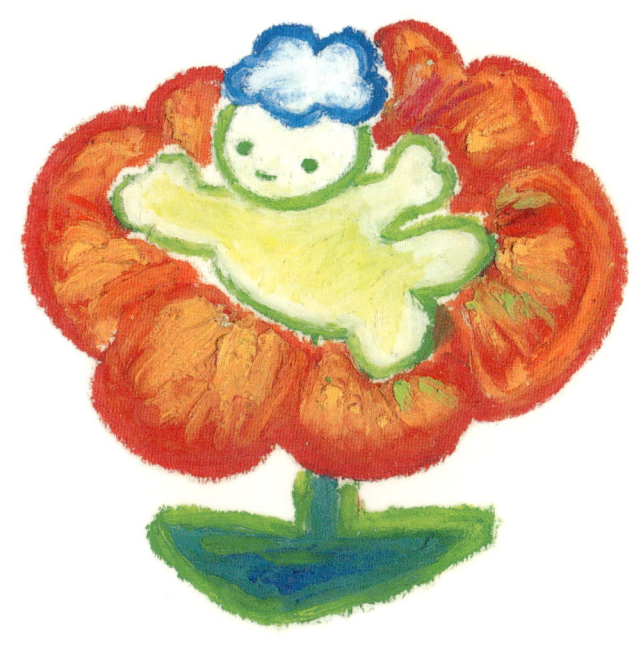

아가 나라

새벽달이 잠들고 푸르른 새벽빛에 세상이 열리면
순수의 연못에서 큰 꽃이 피어요.

꽃송이가 벌어지면 아가들은 색색 꽃송이를 하나씩 들고 나와요.
아가들은 잠에서 깨어나 순수의 연못에서 목욕을 해요.

아가들은 머리에 꽃을 꽂고 알몸으로 춤을 추어요.
하늘도 알몸
연못도 알몸
마음도 알몸

한 아가가 악기에 맞추어 노래를 부르면
아가들은 따라 불러요.

오늘은 기쁨의 날
새 날이 밝았어요.
아가 나라에는
하루가 천 년
천 년이 하루예요.

우리 모두 아가야예요.
높은 아가도 없고
낮은 아가도 없어요.

아가 나라는
생명을 엮으며
사랑과 기쁨으로
수놓은 나라

마음이 작아진 사람만이
올 수 있는 나라예요.

아가들의 맑은 노랫소리가 하늘 높이 울려 퍼져요.

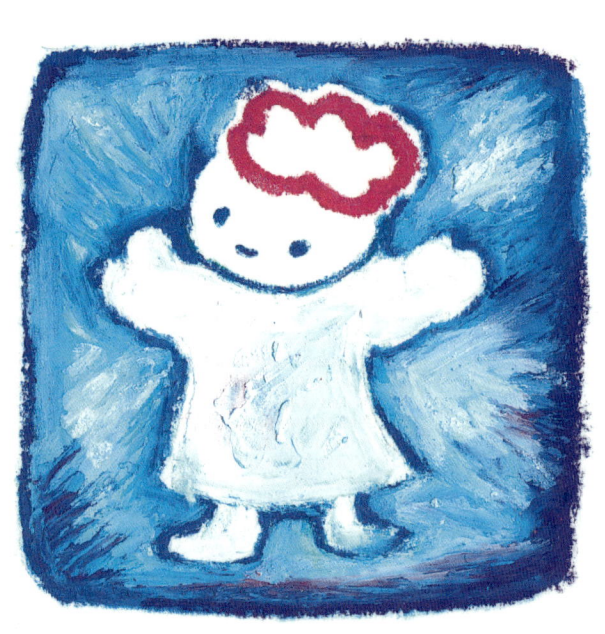

빛 아가

어둠이 세상을 덮어 버릴 때
빛의 아가 얼굴은 환히 빛나요.
눈부신 빛의 아가들이 빗자루로
어둠을 쓸어내며 노래해요.

그림자는 빛의 어둠
아가야는 빛을 올올이 풀어
어둠을 삼켜요.

세상은 빛으로 창조되어
빛으로— 빛으로 향하면
어둠은 사라져요.

아가야는 세상의 빛!
하얀 빛살을 뿌려
어두운 세상을 비추어요.

생명 아가

아가들은 초록 바람이 살랑 부는 생명나무 아래서
빨간 생명 열매를 따면서 노래 불러요.

한 아가의 생명은
온 우주와 바꿀 수 없는 소중한 존재

神이 우리를 버리지 않는 것은
끝없는 새 생명
아가들을 주시기 때문이에요.

생명은 생명을 키우며
생명은 사랑으로 자라요.

우리는 생명 아가!
생명숨을 넣어
초록 생명을 싹틔워요.

순수 아가

아름다운 진실의 문이 열리면
아가들은 순수의 샘물에서 물을 길어
마음을 닦으며 노래해요.

마음은 투명한 보석상자
마음을 닦으면 껍데기 속에
숨겨진 진실이 보여요.

아가야의 까아만 눈동자에
어리는 순수한 별빛 하나
악의 꽃도 삼켜 버려요.

아가야의 꽃봉오리 미소에
세상은 하이얀 안개꽃 향내로 물들어요.

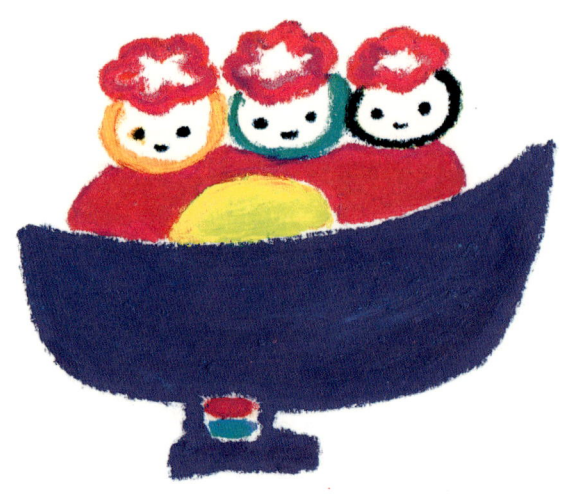

평화 아가

평화새가 조금조금 평화 잎새를 물고 날아와요.
아가들은 풀밭 식탁에 앉아
생명 빵을 나눠 먹으며 행복하게 노래 불러요.

얼굴색이
검정 아가야, 노오란 아가야, 하이얀 아가야.
손에 손을 잡고 노래 불러요.
우리 모두 하나예요.

아가야마다 말이 달라도
아가야들은 어깨동무를 하며
동그라미 원을 그려요.

아가야는 평화의 천사!
어른들의 메마른 마음에
평화 잎새 하나 심어요.

일의 아가

향기로운 풀 냄새, 싱그러운 바람이 살랑거리는
초록 풀밭에서 아가야들이 하얀 양떼를 몰며 노래 불러요.

신이 아가야에게 생명을 주실 때
아가야가 해야 할 일을
가슴에 품어 주어요.

아가야는 하루하루
새롭게 사랑으로 일해요.

사랑과 기쁨으로
일하는 아가야들은
예쁜 열매를 맺어요.

아가야는
일을 놀이처럼 놀이를 일처럼 해요.

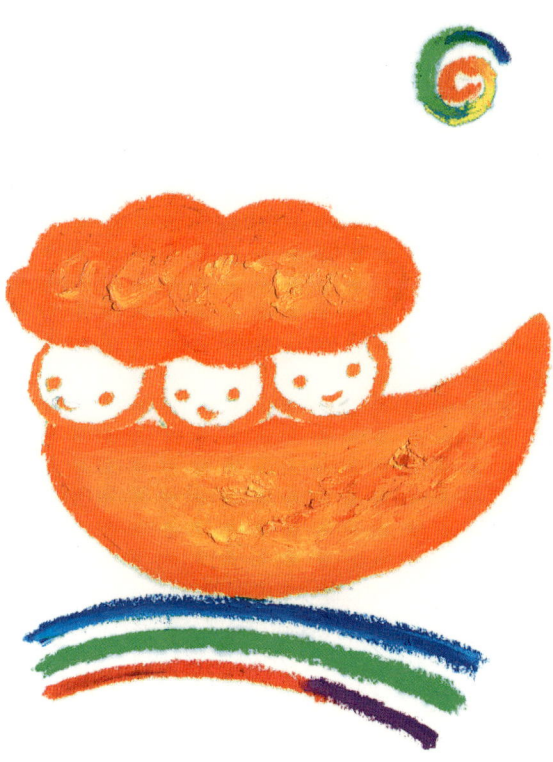

놀이 아가

…… 나랑 놀아요.
…… 나랑 놀아요.
놀이 아가는 신나게 춤추며 노래 불러요.
…… 나랑 놀아요.

아가들은 바닷가 모래밭에 모래성을 쌓아요.
두껍아! 두껍아! 헌 집 줄게. 새 집 다오.

놀이 아가들은 모래성을 쌓았다가 허물어 버리며 깔깔 웃어요.

아가야 조그만 손에 구슬이 담겨 있어요.
아가야는 구슬치기를 하다가
"선물이에요." 하며 어른에게 주어요.
"나는 구슬치기를 할 만큼 작지 않단다. 아가야."

아가야는 말해요.
······ 나랑 놀아요.
······ 나랑 놀아요.

아가야 손은 요술쟁이 손
색종이가 비행기가 되어요.
도토리 열매를 병정으로 만들어요.
나뭇잎을 반찬으로 소꿉놀이를 해요.

놀이 아가야가 바람을 타고 날아요.
바람개비 하나가 바람에 빙글빙글 춤을 추어요.

은빛 달님이 나올 때까지
놀이 아가야는 시간을 잊어 버려요.
"아가야! 밤이란다."
"엄마! 아가야는 더 놀고 싶어요.
바람개비 타고 달님에게 갈 거예요."

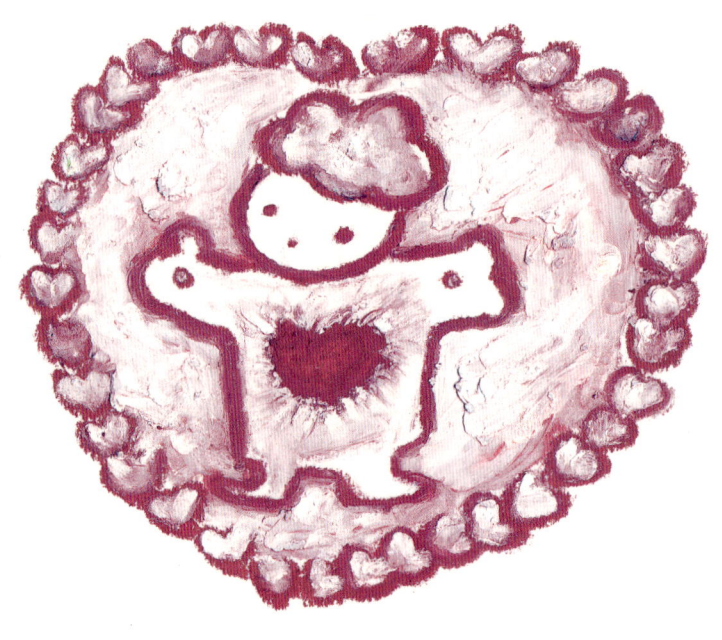

사랑 아가

아가야는 마음밭에
고사리 손으로 사랑 씨앗을 심으며 노래 불러요.
아가야는 사랑으로 서로를 안아 주고 입맞춤해요.

아가야는
마음밭에 사랑 하나 심어요.
사랑 씨앗은 아가야 안에 싹트고 움터
사랑꽃을 피워요.

어둠 싹, 미움 싹도
아가야의 따뜻한 사랑으로 감싸면 꽃을 피워요.
사랑은 기적꽃.

아가야는
사랑의 숨결, 사랑의 향기를
세상에 촉촉이 적셔요.

꿈의 아가

얼어붙은 희망 한 조각이 숨가쁜 시간을 구름에 날리면
꿈의 아가야는 꿈을 엮으며 노래해요.

죽은 나무 그루터기에서 햇순이 나오고
뿌리에서 새싹이 돋아요.

아가야 안에 무한히 깃든 꿈송이…….
아가야는 자신의 꿈만큼 살아요.

꿈의 아가야는 보았어요.
꿈과 현실의 뿌리가
하나라는 것을요.
현실에 물을 주고 가꾸는 꿈은
영롱히 열매를 맺어요.

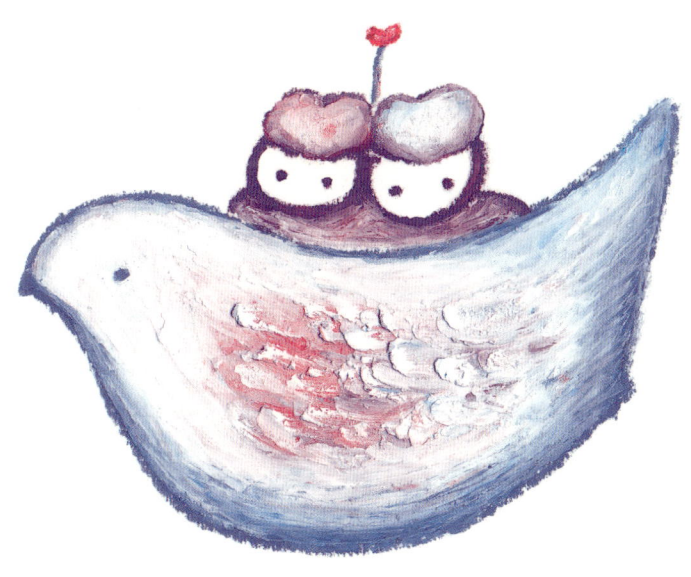

기쁨 아가

아가들은 기쁨 강물에 있는 조약돌을 주워요.
파아란 기쁨, 노오란 기쁨 옷을 입고
아가들은 기쁨 조약돌을 가슴에 가득 안고 노래해요.
기쁨 아가 웃음소리가 강가에 울려퍼져요.

강가에는 기쁨과 슬픔의
조약돌이 있어요.
샘솟는 기쁨은
마음 안에 있어요.

마음의 욕심을 버리면
퐁— 퐁 샘솟는
기쁨의 조약돌을
주울 수 있어요.

하늘 가득 넘치는

파아란 기쁨

향기로운 꽃에 감추어진

노오란 기쁨

사랑 안에 가득 담긴

빠알간 기쁨

어제는 없어요.

내일은 모르지요.

기쁨 아가야는

오늘만 주워요.

자연 아가

살랑거리는 바람이 아가야를 감싸요.
아가야는 흙냄새를 맡으며
맨발로 뛰며 노래해요.

꽃, 달팽이, 구름, 애벌레, 달……
모두가 아가야 친구예요.
아가야는 꽃의 말로
이야기해요.

나무를 팔로 감싸며
나무에게 귀엣말을 하며
머리를 끄덕거려요.

아가야는 강아지와
달리기 시합을 해요.

나뭇잎 사이에 숨어 있는
달팽이와 기쁨을 나누며
흙 속 개미를 보려
땅에 엎드려요.

흙에서 나서
흙으로
아가야는 자연 아가예요.

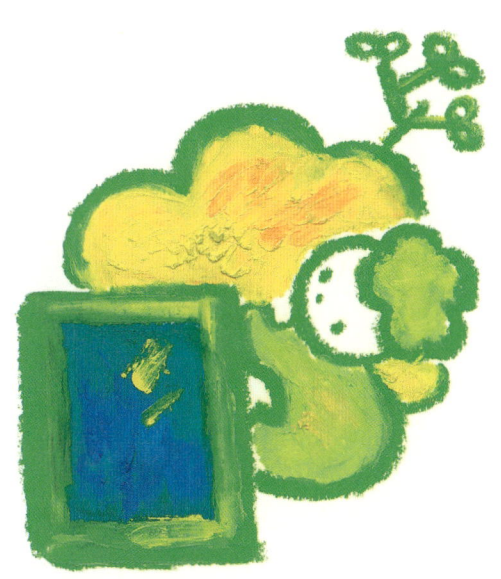

창조 아가

하얀 도화지에 색색 물감 풀어
마음의 그림을 그려요.
아가야는 화가…….

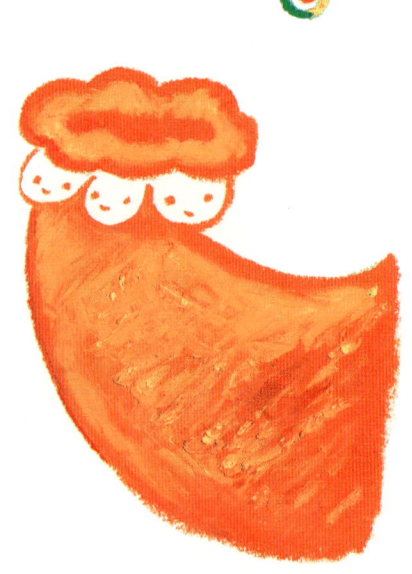

하늘을 나는 새를 보고
아가야가 노래해요.
아가야는 음악가…….

떨어지는 꽃에게
"안녕." 속삭여요.
아가야는 시인…….

복잡한 어른들의 말을
아가들만의 단순한 말로 이야기해요.
아가야는 철학자…….

아가야!
엄마는 아가 나라의 아름다운 비밀을 보았다.

아가야!
엄마도 아가 나라에서 살고 싶단다.

엄마!
어른들 마음에 살고 있는 아가 나라가 있어요.

아가들은
어른들 마음에 있는 아가를
'참아가' 라 불러요.

엄마!
'참아가' 들이 사는 나라에 가요.
아가야 손을 잡고.

참아가

'참아가' 들은 하이얀 옷을 입고 밤마다
일곱 촛불을 켜고 마음의 별을 닦아요.

아가야를 닮은 순수한 어른들은
'참아가' 예요.

삶의 강에서
두려움의 강을 건너고
슬픔의 골짜기를 지나
아픔의 산을 넘어
자유롭고 기쁨의
'참아가' 가 탄생해요.

'참아가' 는
기쁨 뒤에 숨어 있는 슬픔도 함께 보아요.

기쁨과 슬픔을 떠나
참으로 자유로운 '참아가'

'참아가' 마음에는
메마르지 않는 동심이 샘솟아요.

아가야 사랑 마음으로
세상을 보듬어요.

'참아가' 웃음으로
해맑은 세상이 되어요.

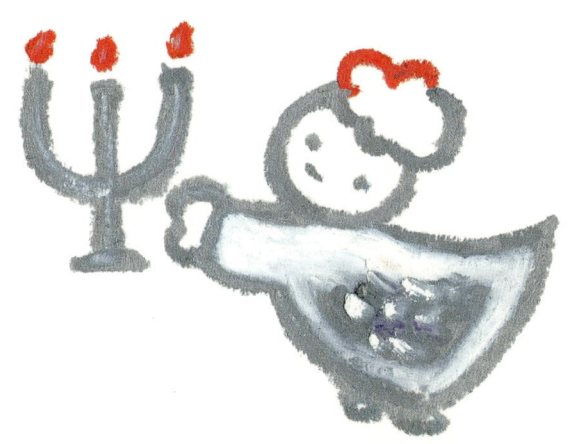

5. 아가야와 생명 사랑

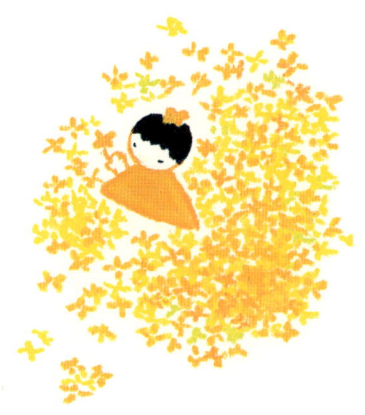

아가야!
생명은 사랑이다.
사랑은 생명이다.

아가야!
아가야는
'생명 사랑' 이다.

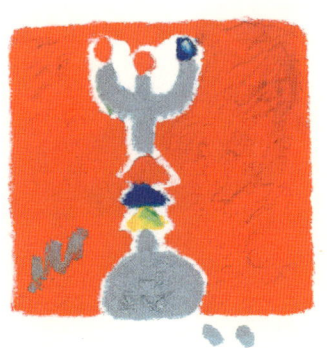

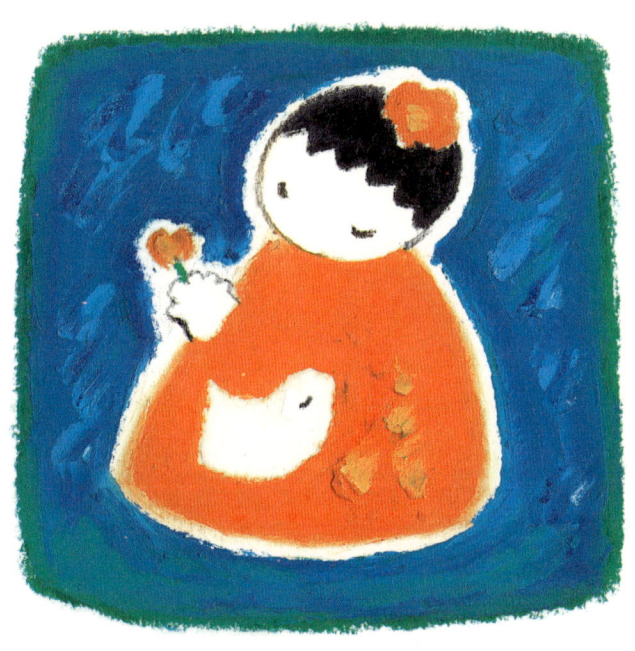

아가야!
사랑이 샘솟는다.
하늘 사랑
땅 사랑
사람 사랑
풀 사랑
새 사랑
달 사랑

아가야!
사랑 세상이다.

아가야!
아가야는 詩다.
영혼의 울림으로
사랑으로 쓰여지는 詩.

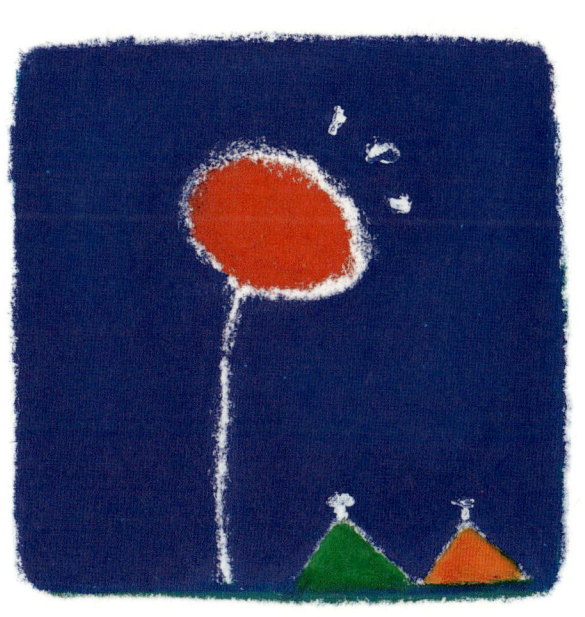

아가야!
아가야를 알고
엄마는 시인이 된다.

아침 이슬 먹은 풀잎
이름 모를 꽃
하늘새들이 아가야에게
生을 노래한다.

아가야!
詩를 쓰는 마음
詩를 읽는 마음으로 살아간다면
生은 영롱히 빛날 거란다.

아가야!

날마다······

새롭게······

햇순처럼······

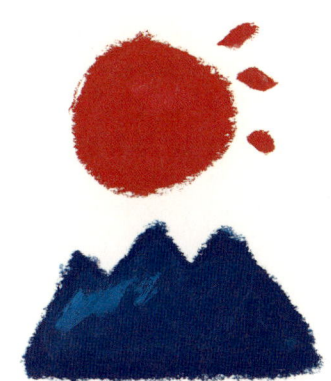

아가야!
아가 웃음에는
노오란 개나리 꽃망울이 송이송이 맺혔다.

아가야!
아가 웃음에는
태고적 순수함이 담겨 있다.

아가야가 웃는다.
엄마도 웃는다.
엄마 마음에 아가야의 순수함이 스며든다.

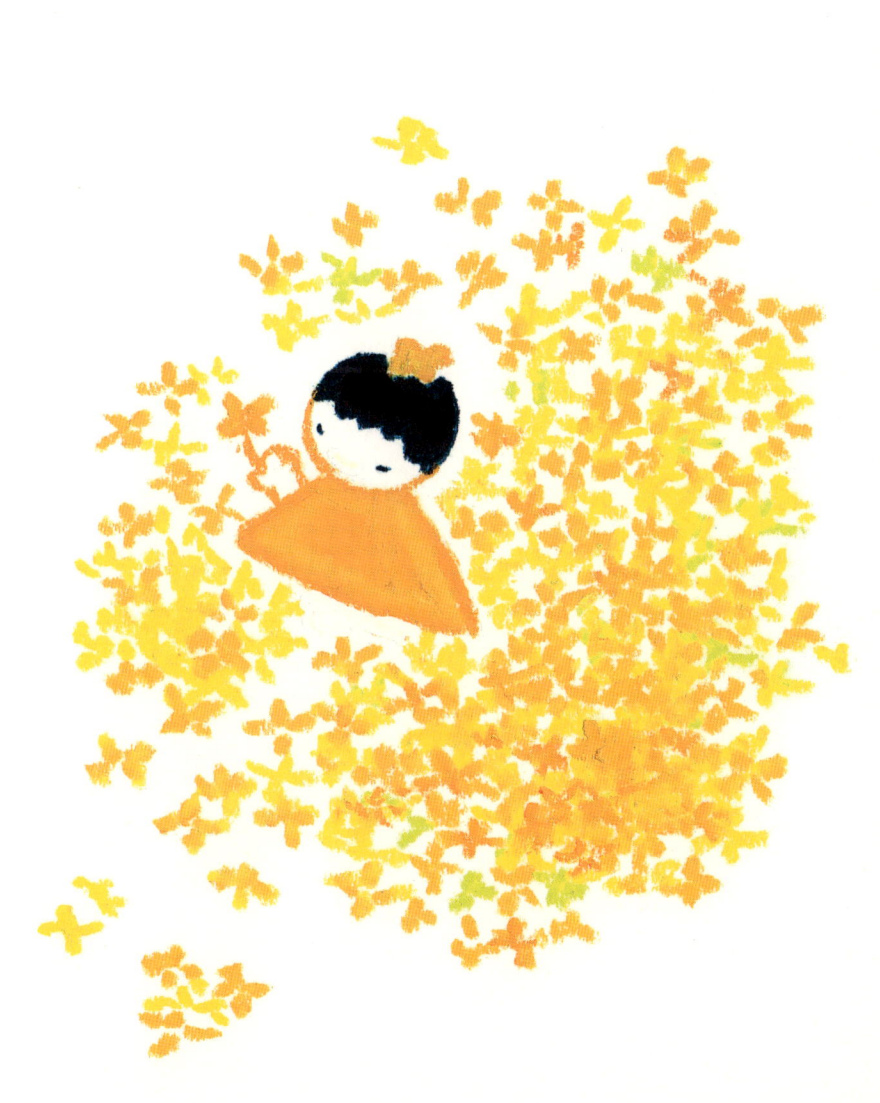

엄마!
세상의 아가들이 꼭꼭 숨어 버리면
엄마는 어떡하실 거예요?

아가야!
엄마는 하늘 구름 끝에
올라가서 아가야를 찾을 거야.
"예쁜 아가야 여기 있나요?"

아가야가 좋아하는 곰 인형을 가지고
땅 끝까지 아가야 찾으러 내려갈 거야.
"우리 아가야가 없어졌어요!"

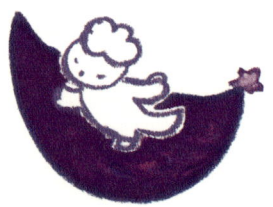

엄마!
그래도 엄마가 아가야를 못 찾으면 어떡해요?

아가야!
아가야 없이 어른들만 남으면 마음의 해님도 숨을 거야.
낮은 어둠으로 변할 거야.
사랑할 아가야가 없으면
슬픔으로 가득 찬 세상이 될 거야.

엄마!
아가야는 모올래 거짓으로 숨을 거예요.

아가야!
못 찾겠다!
빨리 엄마 앞에 나오렴, 아가야!

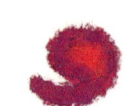

아가야!

나는 기쁘다.
나는 기쁘다!
나는 기쁘다!
항상 기쁘다!

엄마가 꼬마시절에 선생님이 가르쳐 주신 '기쁨 노래' 다.

아가야!
'기쁨 노래' 부르면
기쁨이 퐁퐁 샘솟는다.

아가야!
'기쁨 노래' 를 같이 부르자.

엄마!

아가야를 위해 빨간, 파란, 노란 풍선을 불어 주세요.

아가야는 파란 풍선을 타고 구름 나라에 갈 거예요.

구름 아저씨가 하얀 솜사탕 구름을 만들어요.

까맣게 수염 난 아저씨도 있어요.

아저씨가 심술을 부리면 비가 내려요.

아가야는 구름 아저씨와 간지럼을 타며 놀 거예요.

엄마!

아가야의 깔깔 웃음소리가 들려요?

엄마! 아가야는 빨간 풍선을 타고 새의 나라에 갈 거예요.

아가 새가 주둥이를 벌리면 엄마 새는 먹이를 주어요.

아빠 새가 아가 새들에게 노래를 가르쳐 주어요.

아가야도 아가 새들과 노래를 배워요.

엄마!

아가야는 엄마방 창가에서

아가 새와 같이 엄마를 위해 노래를 불러요.

엄마!

아가야는 노란 풍선을 타고 숲으로 갈 거예요.

작은 나무들이 두런두런 이야기하는 소리가 들려요.

꽃들에게 "안녕!" 하고 인사할 거예요.

다람쥐를 만나면 도토리를 나눠 먹으며 친구 할 거예요.

엄마!

바다에도 갈 거예요.

하얀 물새가 알을 낳는 것을 도와 줄 거예요.

엄마!

아가야는 풍선을 타고 옆집에 갈 거예요.

옆집 아가가 무얼 하는지 궁금해요.

엄마!

보라 풍선도 하나 불어 주세요!

아가야가 타고 집으로 돌아올 보라 풍선을요.

아가야!
아가야 눈동자는
하늘까지 닿는 별빛이다.

엄마는 아가야 눈에서
초롱초롱 빛나는
아가별 하나 줍는다.

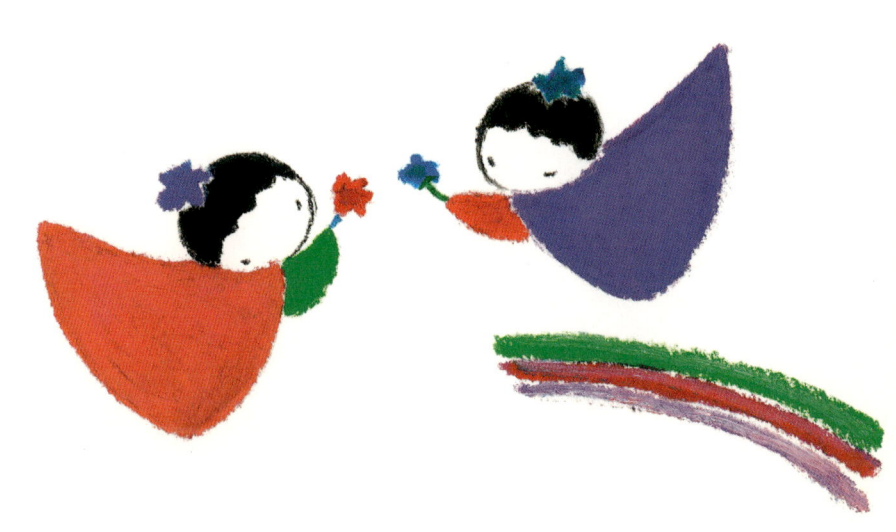

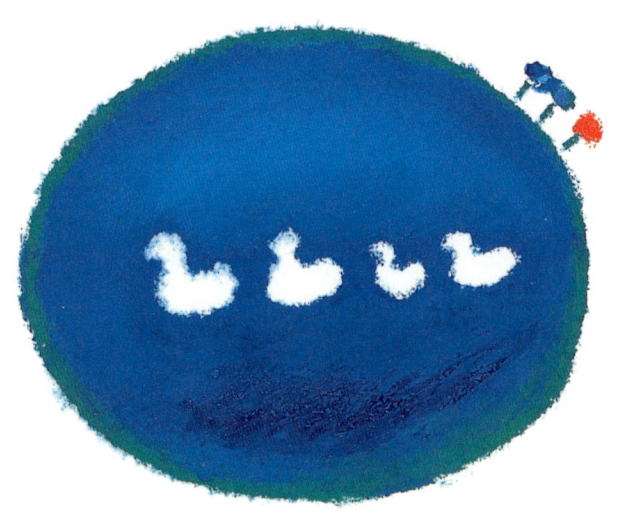

엄마!
초록 연못에 하얀 오리가
나란히 있어요.

엄마 오리
아빠 오리
아가 오리

아가야!
마음을 모으면

…

…

…

사랑 소리

미움 소리

낮은 소리

따뜻한 소리

…

…

…

풀벌레 소리

풀꽃의 웃음소리가 들린다.

아가야!
아가야 얼굴에
神의 사랑이 숨어 있다.

아가야!
엄마는
아가야 얼굴에 새겨진
神의 사랑 언어를 찾는다.
사랑 · 평화 · 기쁨 · 감사······

아가야!
엄마는 아무도 모르게 마음속에
보랏빛 새 한 마리를 키우고 있다.
엄마가 힘들 때
새는 노래한다.

모든 것을 사랑하면 生은 새록새록
기쁨으로 빛나지요!

그 새는
'샬롬 새' 다.

아가야!
오늘밤에
샬롬!

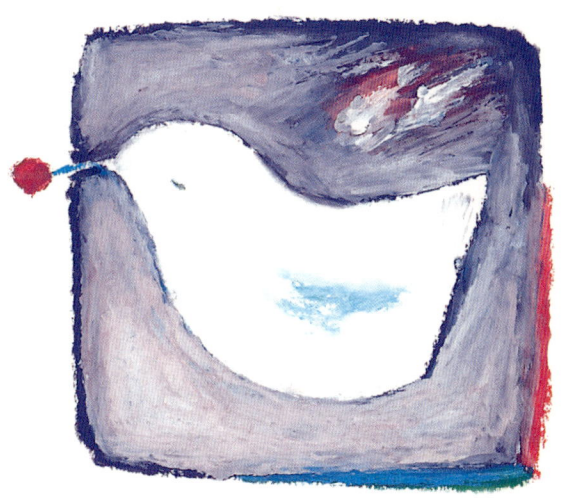

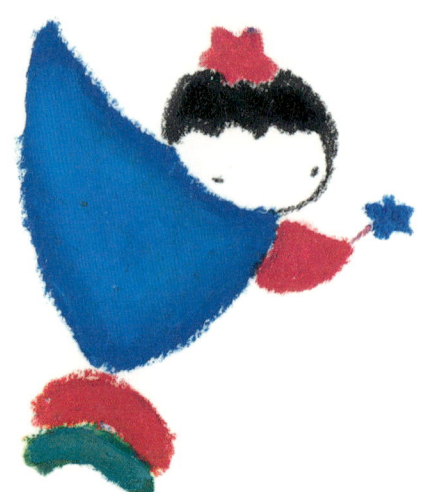

아가야가 잠들었다.
숨소리 ‘쌕쌕’
아가야는 없어지고
천사가 하늘하늘 내려온다.

시간이 멈추었다.

'어미 품에 안겨 있는 아가인 듯
내 영혼 젖 떨어진 아가와 같나이다.'

아가야!
'아가야' 기도가 있다.
아가야!
엄마가 아주 힘들 때
아가야 기도를 한다.

"나 좀 안아 주세요!"

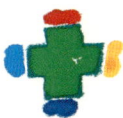

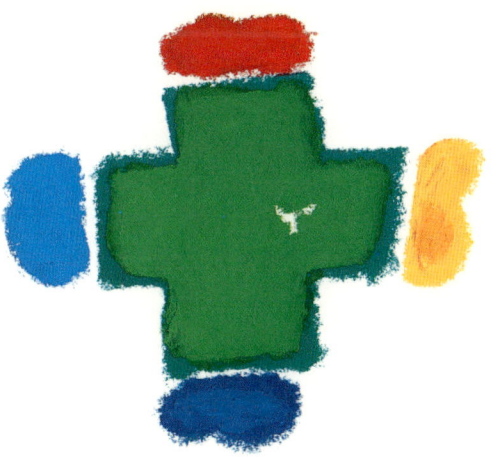

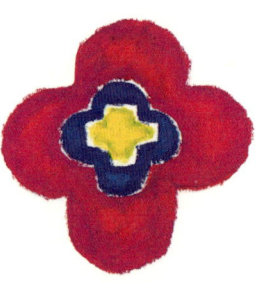

아가야!
엄마는 때때로 '아가야'가 되고 싶다.
가늘고 보드라운 손으로
엄마 품에 안기는
아가야가 되고 싶다.

엄마!
엄마가 아가야가 되면
아가야는 누가 안아 주나요?

아가야!
걱정 말아라.
엄마가 아가야가 되어도
아가야를 꼬옥 안아 줄 거야.

엄마!
엄마도 아가였나요?
그럼, 아가야.
엄마도 아가였다.

아빠!
아빠도 아가였나요?
그럼, 아가야.

할아버지!
할아버지도 아가였나요?
그렇단다, 아가야!
할아버지 할머니도 아가였다.

…
…
…

우리 모두 '아가야' 였다.

아가야!
방긋방긋 웃는 아가야 얼굴을 보며
아가야 시간을 그리워한다.

아가야!
아가야는
영원한 '아가야' 다.

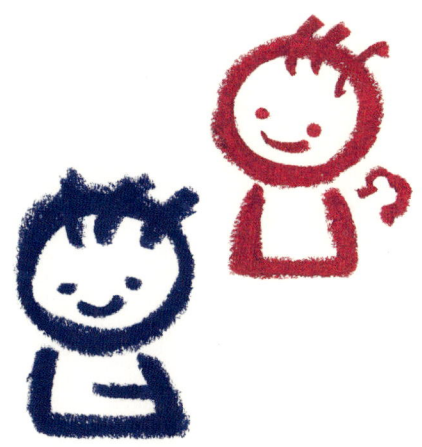

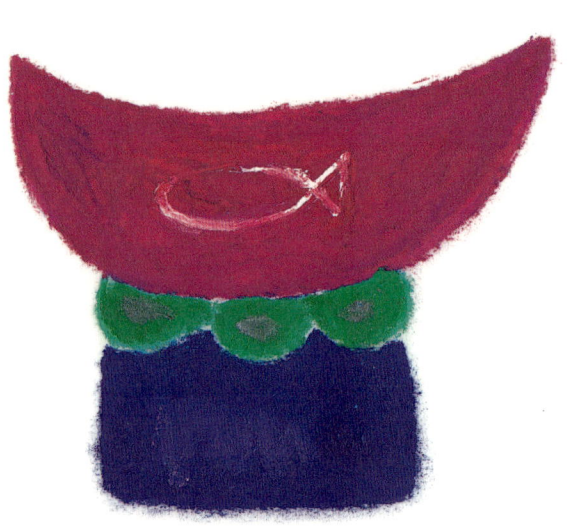

아가야!
엄마는
아가야 눈으로……
아가야 마음으로……
세상을 보려 한다.

엄마는 기도한다.

아가야를 위해

세상의 모든 아가야를 위해……

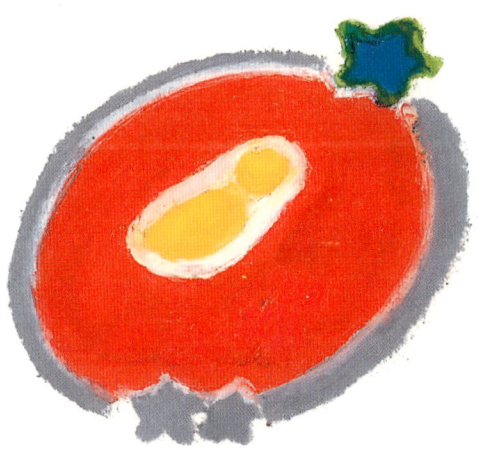

아가야의 기도

하늘아!
아가야를 사랑하라!
땅아!
아가야를 사랑하라!
별들아!
아가야를 사랑하라!
해와 달아!
아가야를 사랑하라!

꽃아!
아가야를 사랑하라!
나무야!
아가야를 사랑하라!

새야!
아가야를 사랑하라!

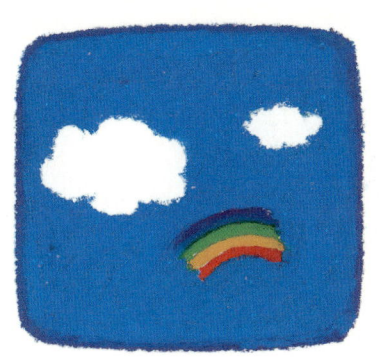

샘물아!
아가야를 사랑하라!
바다야!
아가야를 사랑하라!

빛아!
아가야를 사랑하라!
생명아!
아가야를 사랑하라!
기쁨아!
아가야를 사랑하라!
사랑아!
아가야를 사랑하라!

모든 숨쉬는 것들아!
아가야를 사랑하라!

글쓴이가 '아가야'인 까닭

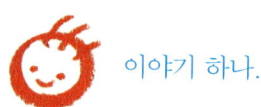 이야기 하나.

2000년 12월 23일
왜관 베네딕토 성탄 전례 피정을 떠났다.

아가야!
이빨 두 개 쏙—
세상의 단맛 쓴맛
꼭꼭 깨물어 먹어라!

이빨 두 개를 쏙 내밀고 웃던
조카의 모습이 글로 떠올랐다.

그때부터 '아가야' 글이 시작되었다.
내 속에 꼬물락거리는 '아가야' 원고의 시작이었다.
미사 시간, 그레고리안 성가 연습 때, 기도 드릴 때,
걷다가 잠을 자다가 '아가야' 는 쏟아져 나왔다.
나는 잠을 잘 수도 기도를 할 수도 없었다.

세상은 '아가야' 세상이었다.
마치 술에 취한 듯 나를 사로잡은 글은
작은 스케치북 6권이었다.

나는 알았다.
'아가야' 는 내 글, 내 목소리가 아님을…….
사랑, 생명, 기쁨, 평화의 속삭임임을 알았다.

성탄절 아침 미사 때
아가 예수님＝사랑의 예수님이
하나의 신비로 사랑으로 다가왔다.
이 신비는 우리네 生의 신비가 아닐까?

조그만 핏덩이로 태어나서 (아가 예수님)
세상살이 어려움을 겪고 (십자가 예수님)
자아를 찾고 사랑의 길을 걷는 (사랑 예수님)의 신비이다.

'아가야' 와 함께 한 그 성탄은 내게 기쁨이었다.

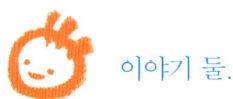 이야기 둘.

그리고 1년 반이 흘렀다.
'아가야' 글을 정리하지 못한 채 시간이 흘렀다.

2002년 3월.
춘천에 있는 복지시설을 다녀올 기회가 있었다.

양로원, 미혼모의 집, 장애인의 집, 시립복지관.
그들의 아픔을 보았고, 사람들 사이의 사랑과 상처를 보았다.
하나뿐인 생명인데……
꿈 없이 살아가는 사람들, 꿈을 꿀 수 없는 사람들,
자신이 소중한 존재임을 잊어버리고
상처투성이의 生을 끌어안고 살아가는 사람들.

춘천에서 돌아오는 길 강촌의 초록빛 강물을 바라보며
…… 그래도 …… 그래도 生은 사랑이라고…….
그들 모습이 그림자처럼 남아 있었다.
"그들도 처음엔 아가야였는데……."

'눈에 넣어도 아프지 않을
나의 귀염둥이.
나의 사랑, 아가야.'
문득 아가야 글이 떠올랐다.

처음의 '아가야' 처럼 며칠을 나를 사로잡았고
곧 글이 정리되었다.

'아가야' 에게 세상은 사랑이라고
아픈 그들에게 세상은 사랑이라고

'아가야' 의 작은 글이 아가들에게
세상은 사랑이 넘치는 곳이라고 전해 주었으면.
상처받은 어른들에게 생명수가 되었으면.
엄마 뱃속의 아가. 세상의 아가.
꼬마들에게 사랑의 글과 사랑의 詩가 되었으면…….

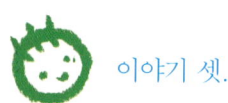 이야기 셋.

태교 때에는 물론 어린시절의 아름다운 글과 음악은
무의식에 남아서 버팀목이 된다.
다섯 살 꼬마 조카에게 '아가를 위한 클래식 음악' 을 들려주었다.

그후 조카는 클래식 음악을 잊어버리고 살았다.

중3이 된 조카가 말했다.

"이모! 학교 음악시간이었어. 음악감상을 하는데 어디선가 들은 것 같아서 곰곰이 생각해 보니 이모가 꼬마 때 들려준 '숭어'였어. 얼마나 기뻤는지 몰라."

나는 깜짝 놀랐다. 10년이 흐른 시간이었는데…….

〈아가야〉가 생명의 노래
　　　　사랑의 노래
　　　　신비의 노래
　　　　기쁨의 노래
　　　　평화의 노래가 되어 울려 퍼지기를…….

　　　　　　　세상의 모든 아가야들과 어머니,
　　　　　그리고 아가 예수님께 기도 드리는 밤에
　　　　　　2003 . 5. 금촌 소나무방에서

199

아가야
엄마편

초판 1쇄 인쇄 | 2003년 5월 15일
초판 1쇄 발행 | 2003년 5월 20일

지은이 | 아가야
그린이 | 이규환

펴낸이 | 한익수
펴낸곳 | 도서출판 큰나무

기획 | 유연화
편집 | 성효영, 김미진
관리 | 조은정
마케팅 | 한성호, 이영학

등록 | 1993년 11월 30일(제5-396호)
주소 | 120-837 서울시 서대문구 충정로 3가 3-95 2층
전화 | (02) 365-1845 ~6
팩스 | (02) 365-1847

이메일 | btreepub@chol.com
홈페이지 | www.bigtreepub.co.kr

값 8,000 원
ISBN 89-7891-160-9 03810
ISBN 89-7891-159-5 (전2권)